Leugnen ist auch keine Lösung

Corona trifft uns alle

Werner Leippold

Leugnen ist auch keine Lösung

Corona trifft uns alle

Bemerkungen zur 2. Auflage

Mein Roman sollte zu Weihnachten 2020 auf dem Büchertisch liegen. Das war allerdings nicht mit dem Corona-Virus abgestimmt. Eine zweite Welle überrollte uns und diesmal mit weitaus größerer Wucht. In all den Irrungen und Wirrungen meines Corona-bedingten Daseins kamen leider das Redigieren und Korrigieren zu kurz mit der Konsequenz, dass ich Anfang Dezember 2020 voreilig dem Verlag die Druckfreigabe erteilte. Weihnachten kam und ging vorüber. Was blieb war das Virus mit Mutationen. Die Veröffentlichung verzögerte sich bis Ende Januar 2021, und ich musste manch Unzulänglichkeit erkennen. Sorry.

Nun habe ich die mir bekannten Versäumnisse aufgearbeitet und kann es kaum glauben: Corona traktiert uns im Mai 2021 noch immer. Wer hätte das gedacht? Obwohl, einige Stimmen hatten uns schon sehr früh gewarnt.

Ich danke für das Verständnis meiner Leser/innen.

Werner Leippold

Im Mai 2021

Impressum

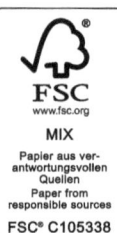

Bibliografische Information der Deutschen Nationalbibliothek:
Die Deutsche Nationalbibliothek verzeichnet diese Publikation in der
Deutschen Nationalbibliografie; detaillierte bibliografische Daten sind
im Internet über http://dnb.dnb.de abrufbar.

2. Korrigierte Auflage

Herstellung und Verlag: BoD – Books on Demand, Norderstedt

ISBN: 978-3-7526-8935-8

Inhaltsverzeichnis

Vorwort:		11
Kapitel 1:	Drama Queen	13
	Bahnt sich da was an?	
Kapitel 2:	Die Faszination des Gangsta-Rap	
	Es spitzt sich zu.	23
Kapitel 3:	Made in China	31
	Rückt die Seuche näher?	31
Kapitel 4:	Der Dämokrat	39
	Nicht nur ein Virus.	39
Kapitel 5:	Darf er jetzt?	47
	Wo bitte geht's zur Zukunft?	47
Kapitel 6:	Deutscher Winter	55
	Narren unter sich.	55
Kapitel 7:	Welt Virus Krise	63
	Weinen könnt' ich.	63
Kapitel 8:	Der Terroristenjäger	71
	Jetzt ist es zu spät.	71
Kapitel 9:	Sind wir bereit?	81
	Außer Kontrolle – und wir tanzen	81
Kapitel 10:	Der Kampf hat begonnen	91
	Die Toten lehren die Lebendigen	91

Kapitel 11:	Wie kommen wir wieder raus?	99
	Home of Wahnsinn.	99
Kapitel 12:	Das Pleitevirus	107
	Ostern mal ganz anders.	107
Kapitel 13:	Glaube, Lieber, Tapferkeit	117
	Nichts als Krampf?	117
Kapitel 14:	Der Aufbruch	127
	Droht eine zweite Welle?	127
Kapitel 15:	Schulversagen	135
	Verstanden?!	135
Kapitel 16:	Costa Corona	143
	Kommt locker besser an?	143
Kapitel 17:	Wuhan	151
	Wünsch dir was.	151
Quellenverzeichnis		163
Weitere Veröffentlichungen		167

Vorwort zur ersten Auflage

„Leugnen ist auch keine Lösung – Corona trifft uns alle" ist ein auf tatsächlichen Begebenheiten basierender Roman, der in der Zeit zwischen dem 20. Januar und dem 17. Mai 2020 spielt. Deutschland und die ganze Welt stehen vor einer ungeahnten Herausforderung, die Millionen von Menschen das Leben kosten wird.

Auf die Frage, wie Menschen mit der Angst umgehen, hat Alexander Kluge in einem Interview mit dem Spiegel gesagt: „Wenn eine Gefahr am Horizont übermächtig zu sein droht, dann leugne ich sie lieber, als untätig zu bleiben."

Niemand ist vorbereitet auf Lock-Down oder Shut-Down, niemand hat eine auch nur vage Vorstellung von dem, was ungefragt Einzug in Alten- und Pflegeheime, Krankenhäuser, Kindergärten, Schulen, Arztpraxen, Häuser, Wohnungen, Werkhallen und Büros nehmen wird. Niemand wird verschont bleiben von Ängsten, Sorgen, Nöten, Problemen, Spannungen, Stress bin hin zum plötzlichen Abschiednehmen von geliebten Menschen. Wer kann ahnen, dass in unserer Zivilisation dem Tod Geweihte ihren letzten Gang alleine antreten müssen, verlassen von allen. Unvorstellbar, unverzeihbar, traurig, aber leider wahr.

Paul und Line sind Romanfiguren, die es im wahren Leben nicht gibt. Da Corona all trifft, werden auch sie, Woche für Woche, mit beziehungsweise an Corona, tief und tiefer in einen Strudel gezogen, der ihnen sehr viel abfordert. Und irgendwann macht Leugnen auch keinen Sinn mehr. Es steht zu viel auf dem Spiel.

Werner Leippold

Im Oktober 2020

Kapitel 1

Bahnt sich da was an?

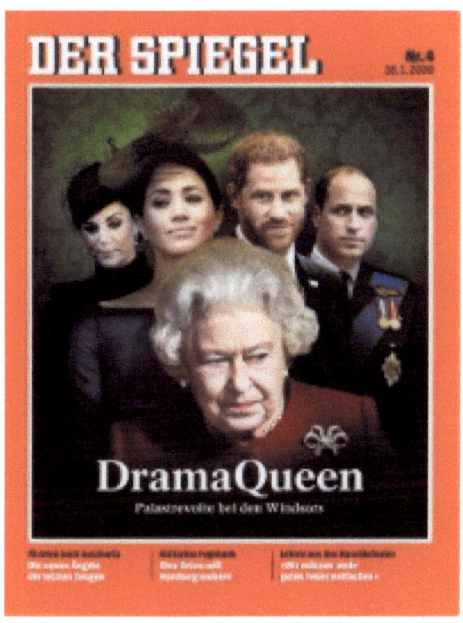

4 / 2020

Drama Queen

20.01. bis 26.01.

Paul blickt im Badezimmer in den Spiegel, er steht auf dem linken Bein, hält seine elektrische Zahnbürste in der rechten Hand und lächelt sich an: „Zahnreinigung ist eine runde Sache, man kümmert sich um das Gestern, das Jetzt und das Morgen, man beseitigt unverdaute Reste der Vergangenheit, man fühlt sich jetzt angenehm frisch, und man betreibt Vorsorge für spätere Zeiten. Perfekt." „Rund" spielt in Pauls Leben eine große Rolle, er fühlt sich wohl, wenn es passt, wie er es immer wieder ausdrückt. Und wenn es nicht so ist? Dann sucht er Wege zu finden, es passend zu machen. Paul liebt auch, eingemummelt in eine Bassetti-Decke, seine Eingebungen im Halbschlaf in aller Frühe. Die hält er meist in seinem Tagebuch fest, das ein Mix aus Fakten, Ideenspeicher und Resümee ist. Unterlässt er dies, sind sie meist genauso schnell wieder weg, wie sie gekommen sind. Und er kriecht frühmorgens gerne zu Line unter die Decke und genießt die Wärme des gemeinsamen Nestes.

Paul findet die Headline im Spiegel „Drama-Queen" gut. Er hat es sich am späten Nachmittag auf seiner Relaxliege bequem gemacht. Eigentlich ist Entspannung angesagt, aber, als sein Blick an der einzigen Holzfigur in seinem Bücherregal hängenbleibt, einem von Meisterhand geschnitzten Motorradfahrer, befindet er sich schlagartig zurück in einem früheren Leben. Damals hat genauso ein Typ ein merkwürdiges Spiel mit ihm getrieben, fast wie in einem Kriminalfilm. „Vergiss das Ganze" versucht er sich zu beruhigen, „auch diese Wahrheit wirst du nie erfahren." Er schließt die Augen, die Hände über dem Brustkorb verschränkt, und lässt seinen Gedanken freien Lauf: „ ... mal wieder die Chinesen - informieren die Weltgesundheitsorganisation (WHO) über ein Virus ... der Erreger ein neuartiger Virus ... der erste Todesfall in Wuhan ... der erste Krankheitsfall außerhalb Chinas ... in Thailand ... ein Chinese aus Wuhan ... kurz darauf ist Japan an der Reihe ... nun hat es auch die

USA erwischt ... uff", er atmet tief durch, „und wann sind wir in Deutschland dran? Ob sich da was Größeres anbahnt?"

Wie viele seiner Mitbürger lassen sich Line und Paul am Abend von ARD oder ZDF über das Tagesgeschehen informieren. RTL-News interessieren sie weniger, da sie noch nie ein Freund aufreißerischer Sensationsgeilheit, meist präsentiert von aalglatt wirkenden Moderatoren, waren. Auch macht Paul einen großen Bogen um die BILD-Zeitung, allerdings nicht um bild.de. Er sieht darin keinen direkten Widerspruch, denn bereits Goethe wusste: „Zwei Seelen wohnen ach in meiner Brust." Wie auch immer, bezüglich des Geschehens in Wuhan hat er das Gefühl, dass die Berichterstattung über China bei den Öffentlich-Rechtlichen eher einer Randnotiz gleicht, zumindest im direkten Vergleich mit der Flüchtlingsproblematik in Syrien oder Herrn Erdogans Machtspielen.

Der SPIEGEL, Paul ist seit Jahren ein treuer Leser, beschäftigt sich in dieser Woche in der Coverstory „Drama Queen – Palastrevolte bei den Windsors" mit ganz anderen, royalen Themen. Paul hat das Magazin nicht abonniert, besorgt es sich aber regelmäßig im Rahmen seiner Markteinkäufe in der Mauergasse, da die Redakteure häufig ein Näschen für spannende Themen haben. In der neuesten Ausgabe kann er nichts über ein Virus in Asien finden und folgert daraus, dass das Thema nicht wirklich wichtig sein kann.

Zudem hat für ihn etwas ganz Anderes Priorität. Nach einem MRT am heutigen Nachmittag hat Paul das Ergebnis schriftlich vorliegen: Teil-Abriss des Innen-Meniskus im linken Knie. Da er schon immer ein Mann der Tat war, hat er unmittelbar nach der Diagnose einen Termin für Donnerstag bei seinem Orthopäden vereinbart. Thema: Operation oder konservative Behandlung.

Gedankenverloren streicht er sich über sein lädiertes Knie und grient vor sich hin: „Gesundheit ist nicht alles, aber ohne Gesundheit ist alles Nichts, soll Schopenhauer gesagt haben." Wie wahr.

Apropos Gesundheit – Paul lässt sich seit geraumer Zeit von dem Internisten Dr. Strunz aus Roth inspirieren, der ihn täglich frühmorgens auf sein Portal „Forever Young" lockt. Paul nennt die Beiträge Aha-News, da sie bei ihm häufig einen solchen Effekt ausgelöst haben.

„Kunterbunte Merksätze" lautet die Headline für heute, „Gesundheit und Lebensenergie." Robert Krug wird zitiert, ein Informatiker, der sich gewandelt habe von üblich krank auf beinahe unheimlich gesund. Dieser soll tatsächlich, kaum Läufer geworden, nun anstreben, die tausend Meter unter drei Minuten zu laufen. „Ohne Worte" stammelt Paul vor sich hin, „und ich habe während meiner Läuferkarriere jahrelang mit der Fünf-Minuten-Schranke gekämpft." Wann immer Paul etwas von außergewöhnlichen Läufern hört, wird er hellwach. Er rekelt sich auf seiner Liege, das Notebook auf dem Schoss, und inhaliert Merksätze wie: „Sie können nicht gesund werden, solange Sie Ungesundes essen", so Peter Osborne; „der größte Feind der Gesundheit ist die kohlenhydratreiche Ernährung" meint Bodo Kucklinski; „Fleisch, das von kranken Viechern kommt, wird uns krank machen" warnt Nasha Winters und „unsere Fähigkeit, die Zukunft zu meistern, wird nicht davon abhängen, wie gut wir lernen, sondern, wie gut wir sind, Falsches zu verlernen." Alan Key ist davon überzeugt.

Besonders der letzte Satz spricht Paul an: „Ich kenne zwar keinen Alan Key, aber ich gebe ihm Recht, Falsches zu verlernen ist tatsächlich eine ganz besondere Herausforderung. Setzt allerdings voraus, richtig und falsch eindeutig identifizieren zu können. Und das ist beileibe nicht einfach, vor allem, wenn man es mit jahrelang praktizierten Gewohnheiten zu tun hat."

Der heutige Tag war alles andere als von Gewohnheiten geprägt, eher das Gegenteil. Paul muss zum wiederholten Mal gähnen, ein sicheres Zeichen, dass es Zeit zum Schlafengehen ist. Er richtet sich vorsichtig auf, das linke Knie in gewohnter Schonhaltung, und

trottet gemächlich in Richtung Küche. Nachdem er „Tryptophan"
mit einem Glas „SleepWell" inhaliert hat, fühlt er sich gut gewappnet für einen erholsamen Schlaf. Ein Ritual, das er seit Monaten mit
gutem Erfolg praktiziert.

Als er am nächsten Morgen erwacht, hat er das Gefühl, dass nach
dem gestrigen Befund es seinem Knie viel besser geht. Am Nachmittag trifft er sich mit Line bei VITAFIT zum Training. Sie ist wie
immer überpünktlich und wartet bereits auf ihn. Paul geht freudig
auf sie zu. Zu seiner Überraschung begrüßt ihn Line kühl und un-
gewohnt zurückhaltend. „Was ist los? Kein Küsschen? Bahnt sich
da was an?" fragt er sich insgeheim. Ihre Wege trennen sich beim
Gang zu den Umkleiden, jeder füllt sich seine Trinkflasche an der
Vitaminbar, marschiert dann zu seinem Milonzirkel und beginnt
mit den Workouts.

Normalerweise beobachten sie sich gegenseitig bei ihren Übungen
und muntern sich mit der einen oder anderen Geste auf. Heute ist
es anders. Line hat auf stumm geschaltet und ignoriert Paul. Der ist
leicht irritiert und schaut sich in seiner näheren Umgebung um: Außer einer blonden, langhaarigen Frau, BMI weit unter zwanzig, ist
niemand zu sehen. Sie liegt mit dem Kopf nach unten auf einer zur
Po-Kräftigung konzipierten Gerätebank, oben bewegt sich ein Ge-
wirr von Sehnen und Muskeln. Irgendwie findet Paul die ganze Sze-
nerie mit dem Spiel von Muskeln und Sehnen skurril lustig und
blickt einige Momente in Richtung dieser Frau. „Ist das die Ursache?" will er wissen. Er versucht ruhig zu bleiben, nun aber mit
einem seinerseits streng nach vorn gerichtetem Blick. Der Kenner
kann leicht erahnen, dass ihm dies voll gegen den Strich geht:
„Nach so vielen Jahren darf das doch wirklich kein Thema mehr
sein," mault er vor sich hin, „Kindergarten". Line konzentriert sich
im Folgenden auf ihre Übungen und Paul auf seine Blicke. Nach
knapp zwei Stunden und einem abschließenden Eiweiß-Shake an
der Fitness-Bar scheinen die Emotionen aufs Erste abgekühlt zu

sein. Sie fahren nach Hause, jeder in seinem Wagen, so wie sie auch gekommen sind.

Am folgenden Tag schaut sich Pauls Orthopäde spätnachmittags gemeinsam mit ihm die MRT- und Röntgenbilder an und kommt zu dem Ergebnis, dass sich einer seiner Kollegen in der Gemeinschaftspraxis, ein in Sportlerkreisen bekannter Kniespezialist, Pauls Problem mitannehmen sollte, da es nach seiner Einschätzung fifty-fifty stünde. Paul ist leicht irritiert, da er sich bereits heute endgültige Klarheit erhofft hatte. Jetzt heißt es, wieder einen neuen Termin zu machen. Das Warten bis Anfang kommender Woche ist für ihn reine Zeitverschwendung. „Aber, es ist, wie es ist" murrt er. Paul muss sich wohl oder übel weiter gedulden.

Nach dem Abendessen greift er sich das brandneue Buch „Diese ganze Scheisse mit der Zeit" von Hubertus Meyer-Burckhardt und legt sich auf seine Relaxliege. Er kennt den Autor aus der NDR-Talkshow und schätzt dessen unaufgeregte Art der Gesprächsmoderation. Dessen Partnerin, Frau Barbara Schöneberger, verkörpert für ihn genau das Gegenteil mit ihrer lauten, überdrehten Stimme. Und Paul nervt auch deren permanentes Gequatsche über drei, vier Hühner im hauseigenen Stall.

Das Buch spricht ihn schon nach den ersten Seiten voll an. Erst als die Zeilen mehr und mehr vor seinen Augen verschwimmen, merkt er, wie spät es geworden ist. Er liest das Kapitel rasch zu Ende, geht in die Küche und nimmt wie jeden Abend seinen Einschlafcocktail zu sich. Kurz vor dem Wegnicken muss er an dieses Virus in China denken: „Ob es vor uns halt macht?"

Am nächsten Tag weiß er nach der Morgenlektüre im Netz mehr. Die Deutsche Presse Agentur (DPA) hat die ersten drei Corona-Fälle in Europa gemeldet. Frankreich ist der Leidtragende. Es scheint nur noch eine Frage der Zeit zu sein, bis das Virus auch nach Deutschland kommt.

Als am Nachmittag in Pauls Wohnung eine Legionellenprüfung durchgeführt wird, witzelt er mit Line herum, ob damit auch ein Virus erkannt werden könne. Spaß beiseite. Monate später werden sie erfahren, dass eine Analyse des Abwassers sehr wohl Antikörper identifizieren kann. Abends geht es dann nach Rauenthal in den Rheingau zum Futtern.

„Warum interessiert dich dieses Buch eigentlich so sehr?" will Paul in einer stillen Stunde, als es ihn mal wieder kribbelt weiter zu lesen, wissen. Ist es der provokante Titel? Es passt in seinen Augen einfach nicht, auf der einen Seite die ihm vertraute, ruhige Wirkung des Autors, andererseits diese vulgäre, aufreißerische Headline. Es scheint aber mehr als nur dieser Widerspruch zu sein. Meyer-Burckhardt beschreibt einige Abschnitte seines Lebens, die Paul voll ins Mark treffen. War es bei ihm vor ein paar Jahren nicht ähnlich? Auch er kannte manchen Flughafen in Europa besser als die schönen Wälder rund um die Landeshauptstadt oder den Hintertaunus mit dem geheimnisumwobenen Wispertal. Auch seine Kunden hatten einst nichts von dieser inneren Getriebenheit mitbekommen, hatte er sich doch immer geduldig und als verständnisvoller Zuhörer präsentiert. Und auch bei ihm musste erst eine ernsthafte Erkrankung kommen, die ihn wachrüttelte und zur Umkehr zwang.

Meyer-Burckhardt gab seinen beiden Feinden einen Namen. Das kam ihm vertraut vor. Auch er hatte damals erkannt, dass einer Gefahr am besten auf Augenhöhe begegnet werden kann, wenn sie personifiziert wird. Statt „Kafka" und „Shaw" hatte er sie einst „Freund Hammermann" getauft, ein Gegner, mit dem nicht zu spaßen ist. Er hatte ihn bewusst zu seinem Freund erkoren, da das Leben mit einem Freund weniger Kraft kostet als der Kampf gegen einen Feind.

Da es noch weitere Parallelen zu Meyer-Burckhardt gibt, kennt sein Leseeifer keine Grenzen. So dauert es nicht lange bis Paul auf der letzten Seite des Buches angekommen ist. Er atmet tief durch und seufzt: „Gut. Und nun?" Ohne längeres Nachdenken resümiert er: „Erstens, du hast wirklich Glück gehabt mit deinem Vater, den du nicht aus dem Haus jagen musstest. Und zweitens, denk doch mal über dein Leben nach und halte das in einer Art Biografie fest. Anders als der Meyer-Burckhardt, aber so in dieser Art."

Von diesem Moment an ist Paul von dem Gedanken an ein neues, eigenes Buchprojekt beseelt. Und diesmal soll es ein richtig gutes werden, nicht so wie seine bisherigen Werke, die er ohne Hilfe von Profis geschrieben und publiziert hatte. Dieses Mal will er es anders, besser machen, zum Beispiel mit schönen Illustrationen, Bildern oder was auch immer.

Das Wochenende beginnt für ihn mit einer schlechten Nachricht. Micha, ein alter Weggefährte, ist im Alter von vierundfünfzig Jahren an Herzversagen verstorben. Paul erinnert sich an eine verrückte Geschichte vor mehr als zehn Jahren: Von einem Kunden beauftragte Agenten wollten herausgefunden haben, dass Micha, alias Michel Clement, alias Mikael Ranson, alias Mikel O'Hennan alias Mikael Dimitry Gorchevsky im Besitz von fünf Reisepässen gewesen sein soll. Diese hätten sie in einem alten Aktenkoffer entdeckt, der in einer dunklen Ecke des ehemaligen Projektbüros der PS.AG gestanden haben soll. Eine abstruse Story mit nicht nachvollziehbarem Wahrheitsgehalt, da das Büro zwischenzeitlich aufgelöst worden war. Paul wusste schon, dass Micha mit allen Wassern gewaschen und sehr umtriebig war, aber so etwas? Nein, das konnte er sich damals nicht vorstellen und heute auch nicht. Ein Jammer. „CYA - Cover Your Ass" hatte ihm Micha beim letzten persönlichen Treffen mit auf den Weg gegeben. Paul schüttelt den Kopf: „Und jetzt hat es dich erwischt. Mein Freund, falls du es bis an die Pforte zu Petrus schaffen solltest, vergiss die Schlüssel nicht und lass diesmal keinen Koffer stehen."

Kurz danach erreicht Paul die Nachricht vom plötzlichen Ableben einer ehemaligen Nachbarin. Sie hatten zusammen einige Jahre unter einem Dach gelebt: Sie in der Bel Etage, er im Oberhaus. Paul ist geschockt: „Der Tod kennt keine Gnade, gestern noch Lady in Pink, heute ganz in weiß." Nachdenklich checkt er seinen Terminkalender und notiert: „Beerdigung, Freitag, 12 Uhr".

Paul und Line haben heute keine Nachrichtensendung gesehen und somit gibt es auch nichts Neues zu Corona. Der Zustand seines Knies ist unverändert, mal geht es besser, dann wieder weniger. Allerdings kann er nachts kaum mehr durchschlafen. Die Schmerzen melden sich immer häufiger und rauben ihm den Schlaf.

Trotzdem gehen sie am Abend wie üblich zu „Bailandito" - und haben richtig Spaß. Selbst zwei kurzzeitige Blockaden, Paul beim Slowfox, Line bei „Schal" und „Schiebetür", können ihrer guten Stimmung nichts anhaben. Sie genießen in den Pausen ihr Gläschen Sekt und verlassen als Letzte den Saal.

Beim Wechseln der Schuhe lächelt Paul vor sich hin. Line ist auch das nicht verborgen geblieben und will sofort wissen, was der Anlass sei. Doch Paul bleibt stumm. Für heute soll es sein Geheimnis bleiben. Line ist darüber nicht erfreut. Aber sie kennt ihn. Wenn Paul nicht will, geht nichts. „Sturer Bock" murmelt sie vor sich hin, „der ändert sich wohl nie mehr."

Kapitel 2

Es spitzt sich zu.

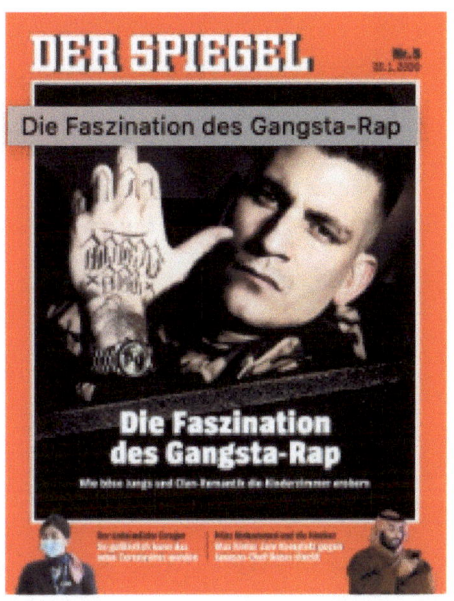

5 / 2020

Die Faszination des Gangsta-Rap

27.01. bis 02.02.

Line ist verstimmt, da Paul noch immer nicht preisgeben möchte, was hinter dem Lächeln gestern Abend steckte. Paul wiederum hadert mit sich, da er noch keine zündende Idee für sein neues Buchprojekt gefunden hat. Zudem verfolgt ihn die leidige Geschichte mit seinem Knie auf Schritt und Tritt. Es ist ihm zwar klar, dass es nie eine richtige Zeit für eine Operation gibt, aber, Line und er hatten sich so auf das Skifahren in Tirol gefreut. Insgeheim hofft er noch immer auf eine konservative Behandlung. Wie pflegt er immer zu sagen: „Geht nicht, gibt's nicht." Aber jetzt flüstert ihm eine innere Stimme, dass er wohl doch unters Messer muss.

Beim Durchblättern des neuen SPIEGELS regt Paul sich ziemlich schnell auf, als er liest, wie böse Jungs und Clan-Romantik die Kinderzimmer in bundesdeutschen Gefilden erobern. Bei diesem Thema wird ihm richtig schlecht: „Ist das die Generation, die später unsere Renten sichert, die neue Generation „Made in Germany"? Schafft sich Deutschland doch selbst ab?" Paul hat nie verstehen können, wie man in einigen Bundesländern bei dem Thema „Clans" die Augen zumachen konnte. Erst ein Gespräch mit einem befreundeten Strafverteidiger hatte ihm die Augen geöffnet, als er erfuhr, dass sich das deutsche Strafrecht generell schwer tue mit dem Faktum „Clan". Dass die Gesetzgebung oft Jahrzehnte hinter gesellschaftlichen Entwicklungen hinterherhinkt, war ihm schon bewusst gewesen. Doch welche Konsequenzen das beim Verfolgen von Straftaten einzelner Clan-Mitglieder haben kann, das war für ihn Neuland. Er spürt deutlich, dass das Thema Parallelgesellschaften zunehmend an Geschwindigkeit aufgenommen hat. Und das nicht nur in den bekannten Hotspots Berlin, Bonn oder Wuppertal.

In der Rubrik „Wissenschaft" findet er den Beitrag „Im Jahr der Ratte", wonach ein bisher unbekanntes Virus sich von China aus verbreite, und man sich nun die Frage stelle, was es wohl ausrichten kann. Der Artikel endet mit „Unsere Maschine wird eine der letzten sein, die Wuhan verlässt. Wir sind der Abriegelung entkommen. Eine Stunde nach Lock-Down." „Typisch Chinesen" murmelt Paul vor sich hin, „es ist nur in totalitären Systemen möglich, Millionen von Menschen von jetzt auf nachher vollkommen abzuschotten." Das Robert-Koch-Institut in Berlin (RKI) wird auch zitiert, es halte die Gefahr für Deutschland für gering und sehe keinen Grund zur Beunruhigung. „Jaja" kommentiert er, „China ist weit weg und Berlin kennt eh keine Normalität mehr. Hauptsache geil und sexy. Die fühlen sich wohl immun." Als vor seinem inneren Auge dann noch die drei Buchstaben „BER" erscheinen, legt er das Magazin beiseite und macht sich fertig für den Termin mit dem Kniespezialisten.

Kurz vor der Mittagszeit bekommt er die gewünschte Klarheit: Der Kniespezialist rät ohne Zögern zu einer Arthroskopie, einem minimalinvasiven Eingriff. In gut einer Woche könne dieser durchgeführt werden. Für Paul gibt es nun nicht mehr viel zu entscheiden: „Wenn es sein muss, dann so schnell wie möglich." Dass sich damit auch das Thema Skiurlaub in Tirol erledigt hat, ist ihm klar.

Line ist darüber sehr traurig, Paul auch. Abends versucht er noch einmal seine Kniebeschwerden wegzudrücken und macht sich trotzig auf den Weg zum allwöchentlichen Tanzzirkel. Slowfox steht heute auf dem Programm: Slow – quick – quick - slow. Als ob die Beiden das schon immer getanzt hätten, klappt nicht nur der Grundschritt auf Anhieb. Sie schweben über das Parkett und müssen nur aufpassen, dass sie andere Paare nicht zu temperamentvoll bedrängen. Es passt mal wieder alles. Und die Schmerzen im Knie scheinen wie weggeflogen zu sein. Ein Wunder? Nein. Paul weiß aus seiner Laufzeit um die Wirkung von Endorphinen – die kommen plötzlich und verabschieden sich genauso schnell wieder. Spätestens beim Wechseln der Schuhe vor dem Nachhauseweg.

In der Nacht von Montag auf Dienstag meldet DPA die erste Infektion mit dem neuartigen Virus in Deutschland. Ein Mitarbeiter des Automobilzulieferers Webasto hat sich bei einer chinesischen

Kollegin infiziert. „Jetzt ist es auch bei uns", Paul zückt die Schultern und begibt sich in Richtung Schlafzimmer. Es ist bereits spät geworden.

Am nächsten Tag macht sich Paul erneut an „Diese ganze Scheisse mit der Zeit", verschlingt das Buch dieses Mal jedoch nicht, ganz im Gegenteil, er genießt Zeile um Zeile und fühlt sich immer mehr motiviert zu eigenen Taten. Plötzlich entscheidet er sich aus dem Bauch heraus für den Titel seines neuen Buches: „Das Salz in meiner Suppe". Damit fühlt er sich wohl. Er will Begegnungen mit Menschen beschreiben, die sein Leben merklich beeinflusst haben, mal mit einem Schub, einer Wendung oder auch mit einer Blockade.

Spontan fallen ihm einige Namen ein, die ausschließlich mit positiven Erinnerungen besetzt sind. Paul stutzt: „Schöne heile Welt?" Nein. Da gab es eine Lehrerin in der zweiten Klasse, die sich über seinen schwäbischen Dialekt lustig gemacht hatte. Oder dieser kleine, giftige Englischlehrer in der Oberstufe, den seine Nazi-Vergangenheit immer wieder einholte. „Ist nun die Zeit für deine Traumata-Behandlung gekommen?" Paul zuckt die Schultern, will noch mehr wissen: „Und warum fallen dir zu den Beiden keine Namen ein? Pass auf, dass eine Abrechnung deine verletzte Seele nicht noch mehr piesackt." Er kratzt sich kurz am Hinterkopf – zweifelt er an der Sinnhaftigkeit seines neuen Projektes? „Nein" bestärkt er sich, „es gibt keine Zweifel." Und weil das so ist, startet er sofort mit Begegnungen aus seiner Regensburger Zeit Anfang der Siebziger Jahre. Gesagt, getan.

Paul arbeitet nicht nach den Empfehlungen aus dem Schreibkurs „Wie komme ich zu meinem ersten Buch" mit Prämisse, Figurenzeichnungen und so weiter, nein, er stürzt sich blindlings in das neue Projekt und klopft Wort um Wort in sein Notebook. Wie im Rausch lässt er seine Gedanken fließen, kommt kaum nach, diese mit seinem Drei-Finger-Such-System einzufangen. Und zum Schluss steht auch die Überschrift eines weiteren Kapitels fest:

„Götter in Weiß". Er atmet tief durch, schaut einen Moment aus dem Fenster - es regnet - und fühlt sich irgendwie befreit.

Spätabends liest er noch einmal seine erste Version durch und muss feststellen, dass er bezüglich einiger Details merkliche Gedächtnislücken hat. Recherche ist gefragt, eine Übung, die Paul noch nie mochte. Vor dem Einschlafen telefoniert er mit Line. Diese ist über die Geschichte mit dem Virus sehr besorgt, lässt aber wenig Interesse an seinem neuen Schreibprojekt erkennen. Dieser Eindruck macht ihn nachdenklich und ja, auch traurig.

Paul hat auch zu Corona eine andere Einstellung als Line, insbesondere nachdem er in den Aha-News von Zauberstoffen gelesen hatte, besser gesagt Aminosäuren. Der Nobelpreis für Medizin 2018 war für den Beweis verliehen worden, dass ein kompetentes Immunsystem eine wirksame Waffe gegen Krebs sei. Und das Max-Planck-Institut in Köln hätte eine Studie publiziert, wonach vierzehn Blutwerte über die Länge unseres Lebens, über vorzeitigen Tod, über Krankheit und Gesundheit entscheiden sollen. Fünf dieser Blutwerte seien Aminosäuren. Die zentrale Rolle der Aminosäuren ergäbe sich primär aus der Tatsache, dass das menschliche Immunsystem ausschließlich aus Eiweiß bestehe. „Super" juchzt Paul, „dann muss ich doch nur genügend davon futtern und dafür sorgen, dass mein Immunsystem intakt ist. Wie gut, dass ich regelmäßig mein Aminogramm erstellen lasse und so weiß, wo ich stehe. Warum sollte ich mich also vor einem chinesischen Virus fürchten? Ich nicht." Zum Glück kann Line nicht hören, als er sich fragt: „Wann hast du eigentlich zum letzten Mal eine Grippe gehabt, also eine richtige, mit Fieber, Gliederschmerzen und so?"

In den nächsten Tagen warnt die Welt-Gesundheits-Organisation (WHO) vor einer gesundheitlichen Notlage von internationaler Tragweite. Es geht Schlag auf Schlag weiter: FAZ.net berichtet von einem Einreisestop für Chinabesucher in die USA. DPA meldet, dass über hundert Personen von der Luftwaffe aus Wuhan

ausgeflogen werden, davon zwei mit Virusbefund, die in eine vier-
zehntägige Quarantäne kämen. Paul sinniert: „Und bei uns? Geht
Lebbe weiter wie bisher?" Nein, das geht es nicht. Nach einem Te-
lefonat mit Line weiß er, dass diese sich krank fühle und zudem
total schlecht drauf wäre. Eigentlich wollten sie gemeinsam ins Fitnessstudio gehen. „Schade" meint Paul, „allein macht es auch keinen Spaß. Dann drehe ich zumindest eine kleine Runde durch den
Kurpark. Für eine knappe Stunde wird die Kondition ja wohl reichen."

Kaum unterwegs trifft Paul eine alte Bekannte. Er erfährt nach einem freudigen „Hallo, wie geht es dir" mit üblicher Umarmung,
dass kürzlich eine langjährige Wegbegleiterin verstorben ist. Krebs.
„Sie war eine wirkliche Bereicherung meines Lebens. Alles Gute für
deine Reise in den Hundehimmel. Wir sehen uns irgendwann mal
wieder" schluchzt Paul. Seine Bekannte reicht ihm ein Taschentuch
und wischt sich selbst einige Tränen aus dem Gesicht. „Ich habe sie
leider in den letzten Jahren aus den Augen verloren, du weist warum" sagt Paul, „sie war einmalig, ein Sturkopf, aber auch ein Frei-
geist ohne Ende." „Jaja" hört er, „wie der Herr so's Gscherr." Paul
stutzt: „Was willst du mir damit sagen?" "Nichts Besonderes" lautet
die Antwort. Seine Bekannte lächelt ihn an.

Nach dieser Begegnung ist Paul plötzlich auch die Lust an Bewegung in der frischen Luft vergangen. Er erinnert sich, eigentlich
wollte er mal ein Buch über unsere Welt aus der Sicht eines Vier-
beiners schreiben. Er hatte bereits damit begonnen, es jedoch nach
den ersten Feedbacks abgebrochen. „Spinner" war noch einer der
harmloseren Kommentare. „Vielleicht hatten die ja Recht" überlegt
er, „kann sich überhaupt ein Zweibeiner in einen Vierbeiner hin-
einversetzen? Gute Frage, aus heutiger Sicht würde ich sagen: Ja er
kann." Paul schmunzelt und muss an einen ehemaligen amerikani-
schen Präsidenten denken: „Damals hatten die noch einen richtig
guten, damals".

Das Wochenende empfängt Paul und Line mit Regen. Als Line beim Frühstück bemerkt: „Bei diesem Wetter jagt man ja nicht mal einen Hund vor's Haus" steht fest, dass er den samstäglichen Gang auf den Wochenmarkt alleine machen darf. „Na ja" tröstet er sich, „das mit dem Hund stimmt wohl. Dann kann ich mich zumindest einige Minuten in Ruhe mit Pauli unterhalten, so wie wir das früher gemacht haben. Ich rede, und sie hört mir zu."

Das Selbstgespräch ist in den letzten Jahren zu einem vertrauten Begleiter Pauls geworden. Es ist für ihn eine Art Ventil, Gedanken fließen zu lassen ohne die Erwartung, auf spontane Fragen eine schnelle Antwort finden zu müssen. Als er gelesen hatte, dass ein ehemaliger Verleger nach jedem Kantinenbesuch, den er allein machte, eine Spesenabrechnung eingereicht habe mit der Begründung Selbstgespräch, fand er dies genial: „Wege zur Selbsterkenntnis kreieren, und diese dann noch erstattungsfähig gestalten."

Kapitel 3

Rückt die Seuche näher?

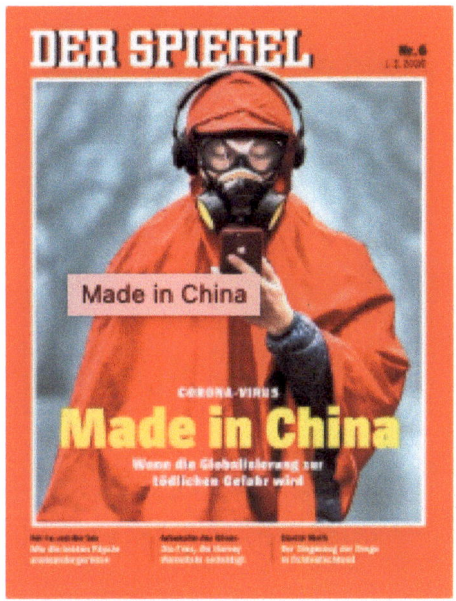

6 / 2020

Made in China

03.02. bis 09.02.

In der Nacht kommt Paul überhaupt nicht zur Ruhe. Es ist die am nächsten Tag anstehende Operation, „man kann ja nie genau wissen, was tatsächlich passiert". Und auch die Headline im SPIEGEL „Corona-Virus, Made in China – wenn die Globalisierung zur tödlichen Gefahr wird" verfolgt ihn. Letzte Woche war Corona noch eine Randnotiz unter der Rubrik „Wissenschaft", nun ziert es die Titelseite. Was eine Dynamik. Obwohl Paul in seinem Leben stets ein Fürsprecher des Wandels war, fühlt er sich nun unwohl in seiner Haut. Das geht ihm alles viel zu schnell. Mit Line will er über die „tödliche Gefahr" noch nicht sprechen, da diese schon beim ersten Gedanken an ein bisher unbekanntes Virus erhebliche Symptome verspüren könnte. Paul wälzt sich von einer Seite auf die andere, doch seine Gedanken bleiben bei ihm und verfolgen ihn hartnäckig.

Um halb Sieben klingelt der Wecker. Wie von der Tarantel gestochen will er aus dem Bett springen, doch unterlässt er dies sehr schnell: Sein linkes Knie signalisiert Schmerz. Auf dem Bettrand sitzend streichelt er einmal, zweimal behutsam darüber: „Heute bist du dran. Keine Sorge, dem Doc können wir vertrauen, der hat es drauf. Es ist ein kleiner Eingriff, nicht mehr, aber auch nicht weniger." Vorsichtig bewegt er sich in Richtung Badezimmer und steigt behutsam in die Dusche ein. Stunden später hat er den weiteren Verlauf kurz, knapp und sachlich in seinem Tagebuch beschrieben:

08:40 Uhr   Humple mit Line und zwei Krücken zum Doc
09:00 Uhr   Tschüss und ab in den OP-Bereich „Kein Zutritt"
09:20 Uhr   Gespräch mit dem Anästhesisten angenehm
09:50 Uhr   OP – ich verschlafe sie total
10:30 Uhr   Hallo wach – alles gut?

Paul öffnet seine Augen, versucht sich zu orientieren. Er hört Stimmen, dann surrende, bohrende Geräusche. Sie kommen aus einem anderen Raum. „Was ist denn hier los?" will er wissen. Wenige Minuten später ist ihm klar, dass er hat das Wichtigste verschlafen hat.

Der Narkosearzt strahlt ihn an: „Sie Glücklicher, wir arbeiten und sie gönnen sich ein kleines Nickerchen. Aber Spaß beiseite, es sieht gut aus. Erheben Sie sich. Ja doch, stellen Sie sich auf beide Beine." „Was?" entfährt es Paul, „Sie meinen, ich soll, äh, jetzt schon das operierte Knie belasten?" Nachdem der Doc ihm das mit einem kräftigen Kopfnicken bestätigt hat, kann er es kaum glauben: Gestützt auf seine Krücken humpelt er übervorsichtig im Aufwachraum herum. „Jetzt aber bitte nicht gleich davonlaufen guter Mann", hört er eine freundlich klingende Stimme, „sie müssen sich erst noch anziehen. Hier liegen ihre Sachen. Lassen sie sich Zeit, wir haben es nicht eilig."

Kurze Zeit später marschiert Paul mit seinen Krücken in Richtung Wartezimmer. Er sieht Line sitzen, vertieft in ein Magazin. Sie hebt den Kopf, mustert ihn, als sei er der erste Mensch: „Du?" Die totale Überraschung spricht aus ihrem Gesicht. Das kann sie nicht fassen. Ehrlich gesagt Paul auch nicht. Dann machen sie im Sekretariat einen Termin für den Verbandwechsel und verschwinden in Richtung Aufzug. Unten wartet ein Taxi auf sie. Line hatte es geordert.

Stunden später murmelt Paul vor sich hin: „Wenn dieses Virus genauso schnell verschwindet, wie sich mein Knie anfühlt, sind wir in wenigen Wochen wieder auf der Piste." Line hört dies gerne, hat sie das Thema Skiurlaub doch noch nicht ganz zu den Akten gelegt. Was beide nicht verstehen können ist, obwohl die WHO bereits Ende Januar vor einer gesundheitlichen Notlage internationaler Tragweite gewarnt hat, dass man in Deutschland weiter macht, als ob nichts geschehen wäre. Paul greift sich zum wiederholten Mal den SPIEGEL und liest Zeile für Zeile: „Keim der Angst." Christian Drosten, Direktor des Instituts für Virologie an der Charité in Berlin wird zitiert: „In Wuhan wird sich in den kommenden Wochen zeigen, ob das neue Virus aufgehalten werden kann. Wer sich von anderen Menschen fernhält, kann sie und sich nicht anstecken. Abstandhalten, der Verzicht auf unnötige Reisen, die Arbeit aus dem Home-Office wirkt besser gegen gefährliche neuartige Viren als alles andere."

Und was beschäftigt Deutschland? Die Karnevalisten feiern ihrem Höhepunkt entgegen. Während in Wuhan die Welt still steht, hallt es bei uns „Helau" und „Alaaf" durch die Gassen. „Kapieren die denn gar nichts?", Line ist ungehalten und fiebert Tag für Tag den Nachrichten entgegen, die nichts Gutes verheißen. „Du," Paul setzt noch einen drauf, „die Spanische Grippe, direkt nach dem ersten Weltkrieg, forderte fünfzig Millionen Tote, fünfzig Millionen, stell dir das mal vor." Lines Gesichtsfarbe wechselt schlagartig von zartrosa auf kreidebleich. Sie blickt ihn ungläubig an: „Willst du mich jetzt fertigmachen?" „Nein, nein", Paul spürt ihre Ängste, „aber das sind nun mal die Fakten. Ob es allerdings dazu kommen wird, weiß im Moment keiner. Mach dir keine unnötigen Sorgen. Wir werden sehen". „Das sagst du doch nur um mich zu beruhigen. Ich kenne dich. Denkst du, hier bei uns wäre so ein staatlich verordneter Stillstand auch möglich? Ich kann mir das nicht vorstellen. Paul, warum antwortest du denn nicht?"

„Ich denke. Hetz mich nicht", Paul tut sich im Moment schwer mit einer Antwort: „Totalitäre Staaten haben es sicher leichter. Die können so etwas brutal durchziehen. Aber, das kann für uns eigentlich nur gut sein. Wenn die das Virus unter Kontrolle bekommen, und wir die Schotten an Flughäfen und an den Grenzen Europas dicht machen, hätten wir das Problem vielleicht schnell im Griff." Line scheint zunächst erleichtert zu sein. „Also, wenn du das so siehst, gut. Wollen wir uns heute Abend nicht die TV-Doku über die Geschichte der chinesischen Dynastien anschauen?" „Gute Idee" findet Paul, der eigentlich ein Fernsehmuffel ist, „es ist sicher kein Fehler, mehr darüber zu erfahren wie die Chinesen ticken." „Wie?" stutzt Line. „Ich meine, ob wir den Chinesen zutrauen, dass sie absichtlich so ein Virus in die Welt setzen, um uns auf Trab zu halten nach dem Motto, solange die damit beschäftigt sind, können wir uns um neue Marktanteile kümmern" antwortet Paul und greift sich seine Krücken. Es ist seine Blase, die nun ihn auf Trab hält.

Am nächsten Morgen streckt er sich, fühlt sich gut. Kein Wunder, macht sein Knie doch spürbar Fortschritte. Die vorsorglich verordneten IBU 800 brauchte er bisher nicht. Und er ist sich sicher, die Krücken werden bald unbeachtet in einer Ecke stehen. Ein Wahnsinns-Gefühl: „Vielleicht geht doch noch was mit Skifahren dieses Jahr? Vielleicht." Auch mit seinem neuen Buch geht es voran: Das Kapitel „Der Boxer mit dem Kick" nimmt Gestalt an. 2002 war für Paul ein schicksalhaftes Jahr gewesen. Auch damals hatte er die Hilfe von Knochenklempnern benötigt, wie er Orthopäden bezeichnet, wenn es ihm gutgeht. „Lang, lang ist es her," stellt er fest, „aber es war es wert."

Seine Gedanken wandern in eine bewegte Vergangenheit, Orte wie der Stadtwald mit der alten Commerzbank-Arena in Frankfurt, Bonn mit einer knochenharten Beton-Piste am Rhein entlang, Freiburg durch enge Straßen bei sengender Hitze, Frankfurt bei Niedrigtemperaturen mit dem Einlauf in die Festhalle auf dem blauen Teppich, und Berlin, empfangen vom Brandenburger Tor und Abertausenden von Zuschauern, leben wieder auf. Ausgelöst wurde Pauls Blick in das Gestern auch von den aktuellen News von Dr. Strunz: „Läufer sind reich, wahrhaft reich. Reichtum ist kein Zufall. Keine Zahl auf dem Konto. Reichtum ist ein Gefühl hinter der Zahl. Ein Gefühl der Sicherheit, der Unabhängigkeit. Läufer werden buchstäblich reich. Wenn sie richtig laufen. Im Sauerstoffüberschuss. Wenn Serotonin anflutet, sie innerlich drei Schritte zurückgehen und Abstand gewinnen zu ihren täglichen Problemen. Das hilft, die Schwachpunkte eines Lebens zu erkennen – und nicht grübelnd daran zu ersticken, sondern zu ändern. Läufer haben die Fähigkeit, neue Möglichkeiten mit Distanz wahrzunehmen und deswegen mit Mut wahrzumachen."

Paul atmet tief durch, diese Zeilen tun gut. Er hatte all dies kennenlernen dürfen, sich über Jahre hinweg in stundenlangen Vorbereitungsläufen gequält, durfte aber auch den Lohn dafür genießen. „Und nun?" fragt er sich, „der Rücken zwickt wieder und das Knie frisch operiert?" Paul hat noch immer nicht ganz verdaut, dass das Thema „Langstreckenlaufen" vor etwa vier Jahren ein jähes Ende gefunden hat. Sein Rücken machte nicht mehr mit, die Muskulatur in den Oberschenkeln blockierte schon nach wenigen Minuten. Und noch einmal eine riskante Operation an der Lendenwirbelsäule? Nein, er hatte sich eindeutig dagegen entschieden. „Alles zu seiner Zeit" versucht er sich immer wieder klarzumachen.

Gegen Ende der Woche kribbelt es Paul mehr und mehr in den Füssen. Er fühlt sich Tag für Tag sicherer, kann sogar schon kurze Strecken ohne Krücken gehen. Es wird Zeit, gemeinsam mit Line im Fitnessstudio aufzutauchen. Gesagt, getan. Sie werden erstaunt von einer Trainerin empfangen: „Was macht ihr denn hier? Ich dachte du wirst am Knie operiert?" Paul strahlt über alle Backen: „Meinem Knie geht es bestens, und mir auch." „Hört sich gut an" meint diese, „aber passt auf, nicht mit dem Training übertreiben. Und wenn ihr nachher rausgeht, die haben eine Sturmwarnung vorhergesagt, Martina soll mit mehr als hundert Stundenkilometern unterwegs sein." Ein stürmisches Wochenende steht vor der Tür.

Nach einer Woche „Krankenpflege" überkommt Line eine Art Lagerkoller. Sie will endlich mal wieder raus, nicht mehr am Herd stehen, die Waschmaschine beladen, entladen, die Spülmaschine einräumen, ausräumen. Paul dagegen trainiert verbissen treppauf, treppab seine Beinmuskulatur, kämpft mit mentalen Blockaden beim Treppab-Gehen, die ihn immer wieder davon abhalten, das operierte Knie mehr zu belasten. Doch Treppengehen ohne Belastung kann nicht funktionieren. Dazu kommt Lines schlechte Laune, ihr immer häufigeres Nörgeln, was auch an seinem Nervenkostüm zerrt. Eigentlich wäre er am liebsten ein oder zwei Tage allein gewesen. Aber, das Wochenende ist fest vergeben für gemeinsame Aktivitäten. Die Spannungen lösen sich erst am Sonntagabend als sie sich gemeinsam aus der Mediathek die zweite Staffel von „Bad Banks" anschauen. Danach sind sie sich einig: Gier frisst Hirn und noch einiges mehr. Line fasst zusammen: „Was eine Brut. Und daran sind ausnahmsweise die Chinesen mal nicht schuld. Oder siehst du das anders?" Paul nickt ihr zu: „Genauso ist es."

Ihrem Blick kann er unschwer entnehmen, dass es nun wirklich Zeit ist, zu Bett zu gehen. „Gute Nacht."

Kapitel 4

Nicht nur ein Virus.

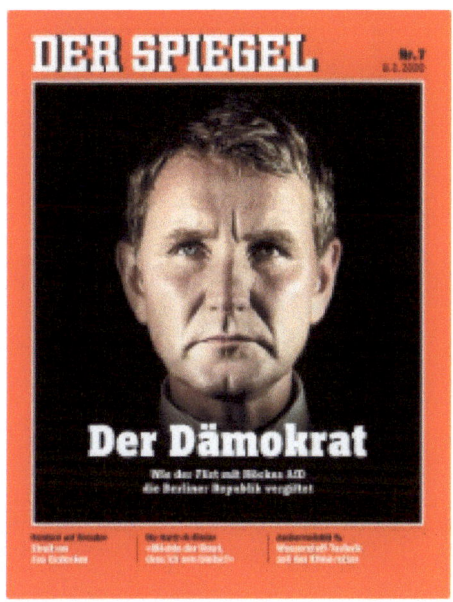

7 / 2020
Der Dämokrat

10.02. bis 16.02.

Der Sturm „Martina" heißt tatsächlich „Sabina" und wütet weiter, sogar mit mehr als einhundertdreißig Stundenkilometern. „Da wird mancher Rollladen in die Knie gehen" bemerkt Paul, „aber nicht bei mir. Die sind aus massivem Holz und nicht so leicht aus der Fassung zu bringen." Line sagt nichts dazu. Sie hat sich hingelegt, eingemummelt in eine Decke. Eine leichte Grippe?

Paul wunderte sich, dass er längere Zeit schon nichts mehr von seinem Kollegen Stem Paulson gehört hat. Gedankenübertragung? Sein MacBook meldet sich mit „Bingbing". Tatsächlich, es ist eine E-Mail von Stem. Paul druckt sogleich einen Entwurf für ‚nuggets.one' aus und lagert sein Knie auf einem Beistellhocker. Die Headline lautet: „Beben in Berlin: Sabina, AKK und Jürgen."

„Wir schreiben Montag, den 10. Februar 2020. Im Grunde genommen hätte es gereicht, dass „Sabina" uns das Leben schwer macht. Und dann noch das: AKK hat die Nase voll und will nicht mehr. War das abgestimmt mit Jürgen Klinsmann, der auch nicht mehr will? Wahrscheinlich nicht, denn mit Abstimmungen ist es derzeit in unserer Republik nicht so weit her. Berlin bebt und Brandenburg lässt grüßen. Kubicki gratuliert spontan seinem Parteifreund zum Amt des Ministerpräsidenten, um dann auf Nachfragen von Journalisten zu erkennen, dass er nicht gespannt hat, wie die AfD ihn durch den Kakao zieht. Das Beben in der Republik ist bis nach Südafrika spürbar. Dort meldet sich blitzartig, entgegen sonstiger Gewohnheiten, die Bundes-Chefin zu Wort, und spricht Klartext. Aber hoppla. Mutti kann auch anders. Nicht nur ich bin verwirrt. Okay, die Irrungen und Wirrungen des „Wir schaffen das" in der Asylpolitik waren faktisch eine Steilvorlage für die „Alternative für Deutschland". Und das, obwohl alternativlos und systemisch regiert wurde. Was jetzt, in diesen schwierigen Zeiten? Ist es auch systemisch, Wahlergebnisse gerade zu richten, wenn es um einen demokratisch gewählten Ministerpräsidenten von Brandenburg geht? Und die Moral von der Geschichte? Wer selbst Köpfe rollen lässt, Neuwahlen einfordert, weil einige Bürger und auch Landtagsabgeordnete das mit dem richtigen Wählen immer noch nicht verstanden haben, der hat es natürlich nicht leicht mit der Erziehung der Erdogans, Trumps, Putins, Xi Jinpings und Kim Jong-uns."

Paul lehnt sich zurück: „Starker Tobak, so kann man das auch sehen. Interessant. Wenn ich mir nun noch vorstelle, dass ein amerikanischer Bauunternehmer auf die Idee käme, das Ergebnis von Wahlen anzuzweifeln, nur weil die von ihm gewünschte Stimmenzahl nicht richtig ausgezählt wurde. Unvorstellbar. Obwohl, dem und seinen republikanischen Freunden traue ich alles zu." Paul ist von seinen eigenen Gedanken geschockt. „Ob ich mir jetzt noch den neuen SPIEGEL antue?"

Die Frage ist schnell beantwortet. Nein, denn er hat am Samstag vergessen, sich die neue Ausgabe zu besorgen. Dafür muss er nun an Lisa Eckhart, die schrille Kabarettistin mit österreichischem Dialekt, denken? Lisa ist ganz bestimmt nicht sein Typ, allein von der Optik her. Allerdings haut die immer mal wieder einen Vers raus, der auch bei ihm Wirkung zeigt. „Fragte die nicht kürzlich", Paul meint es in der WELT gelesen zu haben: „Wer hat uns eingeredet, dass wir ewig bestehen müssen?" Was will die uns damit sagen? Weiß die vielleicht mehr?" Zu einer Antwort kommt er heute nicht mehr, da sich bald die Ereignisse überschlagen sollten.

Valentinstag – Paul ist enttäuscht. Er hat von Line nichts geschenkt bekommen, nicht mal eine Karte. Es ist das erste Mal in ihrer Beziehung. „Was kann das bedeuten?" grübelt er, reflektiert die letzten Wochen. „Ja, es gab Missverständnisse, vielleicht mehr als im letzten Jahr, irgendwie klappte es auch mit der Kommunikation nicht mehr so wie früher, aber, nicht mal eine Karte?" Paul konnte sich schon immer schnell in Frust hineinbeißen, andererseits fand er meist rasch auch wieder einen Weg aus der Misere heraus. „Weißt du was?" beruhigt er sich, „jetzt mach da mal kein Fass auf. Line fühlt sich grippös und ist einfach nicht in die Stadt gekommen. Also vergiss das Ganze und konzentriere dich auf die Beweglichkeit deines Knies und auf dein Buchprojekt." Unverzüglich macht er sich auf den Weg ins Schlafzimmer, rollt seine Gymnastikmatte aus, Saunatuch drüber, fertig ist der Fitnessbereich. Es kann los gehen.

Nachdem DPA gemeldet hat, dass die WHO die neue Erkrankung Covid-19 nennt, das Virus Sars-Cov-2, kommt der eigentliche Hammer: Bereits über eintausend registrierte Todesfälle in China. Paul wendet sich Line zu: „Was denkst du, ist China immer noch so weit weg?" Die Beiden müssen nicht lange auf eine Antwort warten.

Am 15. Februar findet die Kappensitzung des Karnevalsvereins „Langbröker Dicke Flaa" mit dreihundert Teilnehmern in der Gemeinde Gangelt im Kreis Heinsberg statt. Was zu diesem Zeitpunkt niemand ahnt: Zwei Teilnehmer sind mit Sars-Cov-2 infiziert. Ein Mann und eine Frau, beide Mitte Vierzig, stecken an diesem Samstag etliche Menschen an. „Jetzt ist bald auch bei uns die Kacke am Dampfen" stellt Paul auf die ihm eigene Art fest, „komisch, dass die vom SPIEGEL noch nichts auf dem Schirm haben."

Dafür blickt er auf der Titelseite in ein düster dreinschauendes Gesicht: „Der Dämokrat - wie der Flirt mit Höckes AfD die Berliner Republik vergiftet". Paul stutzt: „Was sagen noch mal die Chinesen? Ein Bild sage mehr als tausend Worte?" Er schaut vielwissend zu Line, „es ist nicht nur dieses eine Virus, nein, wir sind umgeben von einer ganzen Herde." Line nickt. Plötzlich poltert Paul los: „Ich verstehe echt nicht, warum man erst hundert Seiten durchblättern muss, bis endlich mal was wirklich Wichtiges zu finden ist. Liest man das Interview mit dem Seuchenexperten Jeremy Farrar genauer durch, kann einem schon das Grausen kommen. Hör mal zu, endlich einer, der Klartext spricht. Ich fasse zusammen: Erschreckend schnelle Ausbreitung – schwierige Suche nach einem Impfstoff – mögliche Abriegelung deutscher Städte."

Spätestens beim letzten Punkt ist nun auch Line hellwach: „Abriegeln, wollen die uns jetzt alle einsperren? Dann können wir ja unsere Reisen, das Fitnessstudio, den Tanzzirkel endgültig abhaken. Und Skifahren? Warte mal ab, bald ist dieses Virus auch in jeder Gondel. Und dann ist Schluss mit lustig. Ich könnte heulen." Paul nimmt Line in den Arm: „Lass uns einfach abwarten. Panik ist das Letzte was weiter hilft. Noch ist es nicht so weit. Weißt du was? Wir packen unsere Taschen und gehen ins Studio. Wer weiß, wie lange das noch geht."

Bevor sie losfahren bestellt Paul bei Amazon ein neues Buch: 1918 – Die Welt im Fieber, von Laura Spinney, mit dem vielsagenden Untertitel „Wie die Spanische Grippe die Gesellschaft veränderte."

Am nächsten Tag fühlt sich Line einfach nur schlecht. Vorsichtshalber hütet sie erst mal das Bett. „Habe ich mich angesteckt?" fragt sie mit besorgtem Blick. „Ach was" ist die wenig einfühlsame Antwort von Paul, „dann müsste ich die Seuche ja auch haben. Keep cool, bald geht es dir wieder besser. Vielleicht hast du gestern nur zuviel im Studio gemacht, von wegen starker Bär am Reck und so." Er lächelt Line an, die sich nicht so richtig entscheiden kann, seine Aufmunterung nun mit ihm zu teilen oder nicht. Dass ihn sein Nacken quält, verschweigt Paul.

Kurze Zeit schmeißt er sich ein, zwei IBU 800 ein und ist zuversichtlich, dass er damit seine Nervenschmerzen, von der Halswirbelsäule in den linken Arm ausstrahlend, bald wieder in den Griff bekommen wird. Die Vergangenheit hatte ihm gezeigt, dass die Hauptursache seiner Probleme psychosomatisch bedingt war. Konkret waren es Beziehungsprobleme und der damit einhergehende Stress. Stress, den er sich überwiegend selbst gemacht hatte.

Paul liest in den Aha-News über neuere Erkenntnisse zu den sogenannte Langlebigkeits-Genen. Das findet er faszinierend. Da sei zum einen das Sirtuin-Gen, das geheimnisvolle Sirtuine produziere, die wiederum vor Diabetes, Herzkrankheit, Alzheimer, Osteoporose, Krebs schützen. Auch könnten sie überschießende Entzündungen wie Arthritis oder Asthma dämpfen, den Zelltod verhindern sowie unsere Mitochondrien, die körpereigenen Kraftwerke, stimulieren. Zum anderen gäbe es das mTOR-Gen, dessen Aktivität durch Nährstoffe gesteuert würde, das DNA-Reparaturprozesse verstärkt, chronische Entzündungen dämpft, alte Eiweißmoleküle abbaut und verfügbare Aminosäuremengen bestimmt. Und wie können diese Langlebigkeits-Gene aktiviert werden? Durch körperliche Bewegung, tägliches Laufen, Intervallfasten, kurzzeitigen Verzicht auf Fleisch und gezielte Unterkühlung.

Als Paul „Unterkühlung" liest, weiß er sofort Bescheid: Im Hochleistungssport werden Männlein und Weiblein nach körperlicher Höchstbelastung zur schnelleren Regeneration kurzzeitig in Kühlkammern gesteckt. „Soll ich mich nun direkt in die Kühltruhe begeben?" fragt er sich, steht auf, geht in Richtung Küche, bleibt stehen und dreht dann ab ins Badezimmer bis zum Spiegel: Er sieht erst in ein ratloses, dann in ein zunehmend freundlicheres Gesicht.

Am Sonntagabend holt er sein Tagebuch hervor und beginnt mit dem Wochen-Fazit. Kaum hat er mit dem Lesen begonnen, wird ihm klar, wie stark er schon von Sars-Cov-2 infiziert ist. Also nicht körperlich, nein, mental. Tag für Tag hat es sich in seine Einträge geschlichen, verfolgt ihn auf Schritt und Tritt. Aber nicht nur das. Er spürt auch, es hat sich in ihre Beziehung eingenistet. Irgendwie knistert es zwischen den Beiden. Leider nicht so mehr wie früher, nein, anders. Der Sturm „Sabina" hat sich zwar gelegt, doch nun liegt ein anderes Unwetter in der Luft.

Paul hält inne: „Geh runter vom Gas, sei dir im Klaren, entweder du bist Teil des Problems oder Teil der Lösung. Aber Leugnen ist bestimmt nicht förderlich, ist bestimmt keine Lösung. Entscheide dich." Plötzlich heitert sich seine Stimmung auf: „Was las ich kürzlich? Der Mensch sei vernunftbegabt, aber nicht notwendigerweise vernunftbestimmt. Wohl wahr. Und da ich nicht der Begabteste bin, muss ich wenigstens dafür sorgen, dass die Vernunft die Oberhand behält. Kapiert?" Paul nickt. Er wird sich Mühe geben.

Nun ist es ist höchste Zeit zum Schlafengehen. Paul geht ins Bad und steht ziemlich ratlos vor dem Spiegel: „Wenn nur dieser Beziehungsknatsch nicht wäre. Der kostet so viel Kraft. Aber, was sind meine Anteile daran? Bekanntlich gehören immer mindestens zwei dazu. Wer oder was könnte uns weiterhelfen?" Fragen über Fragen, die für das Einschlafen nicht gerade förderlich sind. Und so ist es auch jetzt: Paul hat, tief in Gedanken versunken, sein Einschlafritual mit „SleepWell" vergessen und wälzt sich stattdessen mit quälenden Themen im Bett herum.

Kapitel 5

Wo bitte geht' s zur Zukunft?

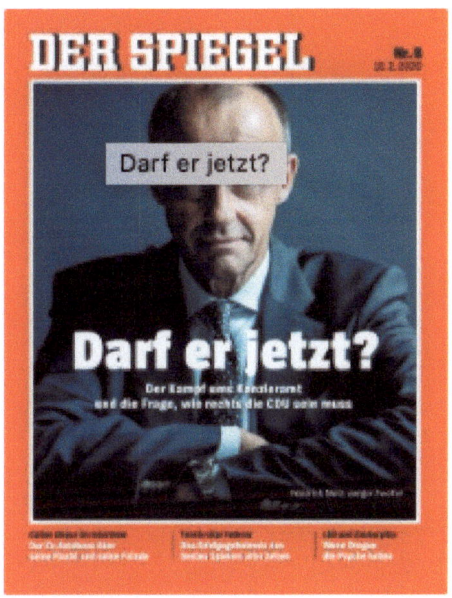

8 / 2020

Darf er jetzt?

17.02. bis 23.02.

Paul und Line haben ein ungutes Gefühl in der Magengegend. Was ist passiert? An sich nichts Besonderes. Und genau das ist es. „Ist es die Ruhe nach dem Sturm?" Line ist mehr als nur besorgt. Paul zückt die Schultern: „Keine Ahnung, aber ich sehe mich mal im neuen SPIEGEL um, vielleicht steht da was. Du weißt ja, die haben manchmal so ein Näschen."

Auf der Titelseite macht sich Friedrich Merz breit mit der Headline „Darf er jetzt?" Das findet Paul interessant: „Teile der Welt kämpfen mit dem Virus und wir beschäftigen uns mit dem neuen Vorsitzenden der Union. Haben die in Berlin wirklich nichts anderes zu tun? Wenn ich" - „Jaja", Line fährt resolut dazwischen, „du hast natürlich wieder die Super-Lösung parat, oder?" „Blödsinn", Paul fühlt sich total missverstanden, „noch haben wir Zeit, uns auf eine Pandemie vorzubereiten. Die wird kommen, da bin ich mir sicher." „Hä? Bist du jetzt auf einmal der große Prophet?" Line nimmt ihn offensichtlich nicht ernst. Jetzt wird Paul aber richtig stinkig: „Nein" poltert er los, „kein Prophet, aber einer, der denken und lesen kann. Hier steht es schwarz auf weiß", er fuchtelt mit dem SPIEGEL vor Lines Nase herum, „und jetzt hör einfach nur mal zu, einverstanden?" Stille kehrt ein: „Heimliche Pandemie – Epidemiologen glauben kaum noch daran, dass sich die weltweite Ausbreitung des neuen Coronavirus aufhalten lässt. Die Zahl der Infizierten ist vermutlich weit höher als bisher bekannt. Hast du gehört?" Line scheint geschockt, blickt wortlos zu Paul, der Anstalten macht, sich in Richtung Arbeitszimmers zu verabschieden: „Ich muss mich jetzt ablenken, diese Untätigkeit, diese Blindheit bei uns im Lande gehen mir voll auf den Keks."

Paul hatte vor kurzem ein Hörgerät verordnet bekommen. Er ist guter Dinge, haben sich doch seine anfänglichen Bedenken in Luft aufgelöst: „Wenn man schlecht hört, kann man ja nicht wissen, was man versäumt hat. Jetzt habe ich tatsächlich zum ersten Mal in meinem Leben mitbekommen, was Udo Lindenberg alles getextet hat. Wahnsinn! Chapeau!"

Mit der Elektronik im Ohr hat Pauls Leben eine neue Qualität erhalten. Doch, wie alles auf diesem Planeten, hat auch das eine negative Seite. Wenn Line und er sich abends die Nachrichten reinziehen, entsteht nun regelmäßig Streit über die Lautstärke: Paul ist es zu laut, Line zu leise. Was tun? Eine Alternative wäre, Line unterhält sich im Wohnzimmer mit dem Fernseher und Paul im Arbeitszimmer mit seinem Notebook. Alternative heißt aber nicht unbedingt gleich Lösung. Die Situation ist schwierig, aber noch ist nicht aller Tag Abend. Zumindest darin sind sich die Beiden einig.

Stem postet in seinem Bloc: „Ich will. Endlich mal einer mit Mumm. Der CDU-Mann Norbert Röttgen will CDU-Vorsitzender werden und AKK beerben. Okay, Mutti wird das nicht besonders aufregend finden, hat sie dem forschen Mann doch vor einigen Jahren kräftig die Leviten gelesen, ihn kurzerhand aus der Regierungsmannschaft geworfen. Jaja, Mutti kann auch so. „Ich will" ist für sie sicher keine Unbekannte. Sie bestimmt sogar, was wir können. Ich persönlich finde die Aussage von Herrn Röttgen gut. Nicht, weil ich ihn für besonders befähigt halte, oder er mir sympathisch wäre. Nein. Meine Präferenz beruht einfach auf der Tatsache, dass da mal einer aus der CDU-Riege den Mut hat zu sagen: „Ich will." Er sagt nicht, ich will Team. Nein, er bringt es auf den Punkt: „Ich will Vorsitzender werden." Klar, jetzt kommen die teamorientierten Heckenschützen aus ihren Löchern und ballern mit vollem Rohr. Wir werden sehen. Übrigens, man mag zu Höcke stehen, wie man will, aber der hat klipp und klar gesagt, dass er will, und auch was er will. Soll ja keiner daherkommen und später behaupten, er hätte das nicht gewusst. Ich weiß, Geschichte wiederholt sich gerne. Aber diesbezüglich muss es wirklich nicht sein. Oder?"

„Schlaues Kerlchen", Paul stimmt kopfnickend zu, „der lässt an Deutlichkeit nichts missen." Was er allerdings nicht nachvollziehen kann ist Stems Antipathie gegenüber den Aha-News. Er hatte ihn mehrmals darauf angesprochen, ohne eine befriedigende Antwort zu erhalten. Paul versucht es erneut und mailt ihm einen Link zu.

Dr. Strunz schreibt: „Den Nobelpreis Medizin 1931 bekam der Max-Planck-Forscher Professor Otto Warburg. Biochemiker und Mediziner. Konnte beweisen, dass sich Krebszellen anders ernähren als gesunde Zellen. So überaus wichtig, weil wir hier endlich einen Angriffspunkt aufzeigen, an dem man die Krebszelle vernichten könnte. Denn Chemotherapie, Bestrahlung vernichtet neben der Krebszelle (gewollt) selbstverständlich auch die gesunde Zelle (das Immunsystem). Ungewollt. Warburg konnte zeigen, dass die Krebszelle in erster Linie von Zucker lebt. Und wenn man jetzt der schuftenden Zelle auch noch den Zucker knapp macht, dann schwächt man sie. Empfindlich. Tötet sie oft genug sogar. Jetzt kommt's: An der Universität Graz konnte Professor Madeo kürzlich zeigen, dass die Reduzierung der Zellatmung (also Atemnot) den programmierten, natürlichen Zelltod vermindert und deshalb Zellen unkontrolliert leben lässt. Unkontrolliertes Überleben heißt rasches Wachstum, heißt Krebs. Professor Madeo: „Diese erhöhte Resistenz könnte entscheidend zur Tumorbildung und Bösartigkeit (Metastasierung) beitragen." Mit diesem Modell ist den Grazer Forschern der Beweis eines Überlebensvorteils von Zellen durch den sogenannten Warburg-Effekt gelungen. Also aggressive Krebszellen ernähren sich von Zucker bei gleichzeitiger Verminderung der Sauerstoff-Atmung. Erhöhte Atmungsaktivität, also mehr Sauerstoffzufuhr hemmt das Wachstum von Tumoren. So zumindest Madeo: „Interessanterweise ist Ausdauersport eine der besten vorbeugenden Maßnahmen gegen Krebs. Dabei wird sowohl die Sauerstoffversorgung des Körpers erhöht als auch Zucker verbraucht. Beides, klassisch nach der Warburg-Hypothese, Gift für die Krebszelle."

Und der Kommentar von Stem? „Kann man glauben, muss man aber nicht. Sagte nicht einst Theodor Fontane: Das waren noch gute Zeiten, da ich alles glaubte, was ich hörte."

Mitte der Woche berichten ARD und ZDF übereinstimmend, dass sich das Coronavirus auch in Deutschland breit macht. Es sind zwar erst wenige Fälle, aber mit steigender Tendenz.

„Hast du das gehört?" mahnt Paul, „genau was ich vorausgesagt habe." „Ich bin nicht taub", Line wirft ihm einen strengen Blick zu, „und jetzt halte den Mund, ich will die Nachrichten hören. Diskutieren können wir später." Um das Gesagte zu unterstreichen legt sie den ausgestreckten Zeigefinger der rechten Hand über ihre Lippen. Mehr ist nicht nötig. Paul verlässt wortlos seinen Fernsehsessel und ergreift die Flucht. „Was ist denn mit dir los?" hört er sie im Hintergrund rufen. „Ich habe was in den falschen Hals bekommen", hallt es aus der Küche, „vielleicht ein Virus."

Damit ist auch dieser Abend gelaufen. Paul packt den SPIEGEL unter den Arm und zieht sich in sein Arbeitszimmer zurück. Er schmökert mehr oder weniger ziellos herum, bis er an einem Zitat von Christian Drosten hängen bleibt: „Für die meisten ist es wahrscheinlich eher wie eine Erkältungskrankheit, und Kinder sind nur selten betroffen." „Woher weiß der das?" Paul fragt sich und fährt fort: „Das ist doch nicht mehr als eine Vermutung. Und das von dem Direktor des Instituts für Virologie der Charité in Berlin." Nicht ganz so optimistisch ist dessen Kollege Frieden, ein amerikanischer Seuchenexperte: „Uns fehlen einfach noch die Basisdaten. Wir sollten uns nicht in falscher Sicherheit wiegen."

Falsche Sicherheit? Paul erinnert sich an ein Zitat von Friedrich Nietzsche: „Ich lebte noch, aber ohne drei Schritte vor mich zu sehen." Und fügt hinzu: „Wo bitte geht's zur Zukunft, unserer Zukunft?" In dieser Nacht schläft Paul wider Erwarten schnell ein. Allerdings ist er knapp zwei Stunden später schon wieder wach. Das

Virus verfolgt ihn nun bis in den Schlaf. Er geht auf die Toilette und schaut aus dem Fenster: Es schneit.

Auch Line schläft nicht gut. „Weißt du was?" fragt Paul am nächsten Morgen nach dem Frühstück, „lass uns heute ins Studio gehen. Das Training ist sicher gut für unser Immunsystem. Und wenn ich das ganze Theater um dieses Virus richtig verstehe, ist das schlussendlich doch mehr eine Frage unserer Fitness. Ein intaktes Immunsystem bläst Viren weg, bevor die uns piesacken können. Packen wir es an, ehe es uns erwischt." Line nickt zustimmend: „Wenn du das so siehst, schaden kann es kaum. Ich packe die Sporttasche und mache mich fertig."

Am Sonntagabend, man hat sich auf eine für beide akzeptable Lautstärke geeinigt, berichten die Nachrichten, dass im Norden Italiens erste Ortschaften komplett abgeriegelt wären, primär in Venetien und der Lombardei. Die Stadt Bergamo wird als Hotspot genannt. „Und jetzt?" Line schaut zu Paul, „vielleicht lagst du mit deiner Vermutung doch nicht daneben." „Jetzt geht es bald auch bei uns richtig los" antwortet Paul, „wenn's ganz dick kommt, machen die auch bei uns einzelne Städte dicht, es kann alles Mögliche passieren. Erinnerst du dich an den Roman „Blackout – morgen ist es zu spät" von Marc Elsberg? Dort war es ein totaler Stromausfall. Hier droht ein totaler Virenbefall." „Hör auf", Line ist im Befehlsmodus, „mal jetzt nicht den Teufel an die Wand. Das ist ja furchtbar mit dir." „Ist doch nur ein Roman" versucht Paul zu beschwichtigen, „aber dafür ist der verdammt gut geschrieben. Ich habe mir den damals mit seinen siebenhundert Seiten in einer Nacht-und-Nebel-Aktion reingezogen." „Und" hört er, „bist du darauf etwa auch noch stolz? Übrigens, was macht eigentlich dein neues Buch? Ich habe schon länger nichts mehr darüber gehört."

Paul ist ziemlich überrascht von Lines plötzlichem Interesse und strahlt sie an: „Vier Kapitel sind so gut wie fertig, es werden wahrscheinlich knapp zwanzig werden. Im Moment bin ich an einer

Begegnung in Ruzomberok in der Ostslowakei. Ist lange her."
„Auch gut", Line lächelt ihn an, „falls die den Laden bei uns ganz
dicht machen, hast du auf jeden Fall eine Beschäftigung. Ein Prob-
lemfall weniger." „So kann man es auch sehen" denkt sich Paul und
schleicht von dannen: „Warum interessiert sich Line so wenig für
meine Arbeit und meine Vergangenheit? Das kann ich wirklich
nicht verstehen. Aber, es ist, wie es ist."

Trotz der regelmäßigen Einnahme von Ortoton, einer Muskelre-
laxanz bei schmerzhaften Verspannungen, spürt er keine merkliche
Linderung seiner Nackenprobleme. Das gefällt ihm überhaupt
nicht, auch wenn dem Beipackzettel zu entnehmen ist, dass Ortoton im Gegensatz zu anderen Schmerzmitteln frei von Suchtpoten-
zial wäre. Nebenwirkungen wie Bindehautentzündung, Nasen-
schleimhaut-schwellung, Kopfschmerz, Schwindel, metallischer
Geschmack oder Blutdrucksenkung seien aber auch nicht ganz auszuschließen. „Schreiben kann man viel - die Pharmaindustrie, Fluch
oder Segen?" Paul ist sich unschlüssig. „Wenn, dann nehme ich dieses Zeug nur noch im äußersten Notfall – und so schlimm ist es im
Moment dann doch nicht." Die Entscheidung ist getroffen. Die
Verpackung einschließlich Beipackzettel verschwindet unverzüglich im Giftschrank. Riegel vor - und gut ist es.

Irgendwie hat sich das Wetter der allgemeinen Situation um Paul
und Line herum angepasst: Es regnet in Strömen.

Kapitel 6

Narren unter sich.

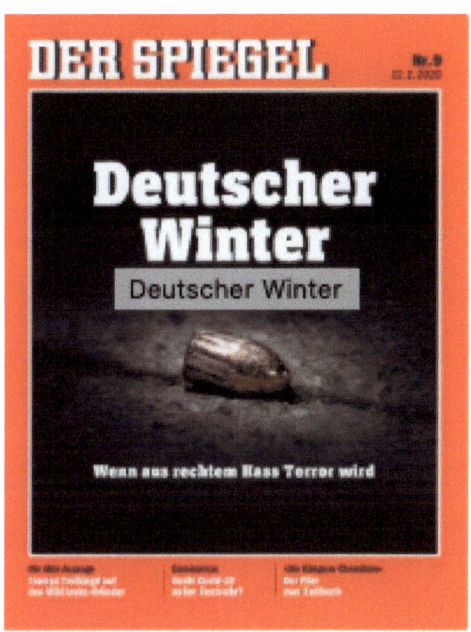

9 / 2020

Deutscher Winter

24.02. bis 01.03.

Rosenmontag. „So ein Schwachsinn", Paul poltert bereits beim Frühstück los, „wenn eines stimmt, dann deren Namen: Narren." „Ich verstehe das auch nicht", Line pflichtet ihm bei, „warum verbieten die nicht diese Umzüge, Tausende stehen dicht an dicht. „Line", Paul blickt ihr tief in die Augen, „unsere Spaßgesellschaft lässt sich nicht so einfach was verbieten. Die kennt mittlerweile nur noch ihre Rechte. Pflichten sind zum Fremdwort geworden. Was macht eigentlich unsere Regierung? Haben wir überhaupt noch eine?" Line faltet die Hände à la Mutti: „Wir schaffen das." „Die kennt keine Panik" ergänzt Paul, „die nicht. Apropos Panik, kannst du dich an die Geschichte aus dem Buch von Klaus Bernhardt erinnern: „Panikattacken und andere Angststörungen loswerden"?"

Bevor Line antworten kann, ist Paul schon auf dem Weg zu seiner Bibliothek im Arbeitszimmer. Es vergehen nur wenige Minuten, bis er freudestrahlend zurückkommt. „Bitte setze dich. Ich lese dir was vor: Okay? Ein Bekannter kommt mit einem Vermögensberater ins Gespräch, der ihn fragt, ob sie sich noch mal treffen könnten. Er hätte da so die ein oder andere Idee, wie sich die Ersparnisse meines Bekannten schnell vermehren ließen. Da der Vermögensberater ein sympathischer Typ ist, willigt mein Bekannter ein, und sie treffen sich eine Woche später in einem Café. Während beide auf Ihren Cappuccino warten, sagt mein Bekannter: „Bevor wir loslegen, habe ich zwei wichtige Fragen: Erstens: Wie lange machst du das schon, also wie viel Erfahrung hast du in diesem Bereich?" Der Vermögensberater erzählt stolz, dass er schon fast zwanzig Jahre in der Vermögensbranche arbeitet, nennt zwei namhafte Beratungsgesellschaften, für die er jahrelang tätig war, und brüstet sich damit, dass es wohl kaum einen zweiten in der Region gäbe, der diesen Markt so gut überblickt wie er. „Das ist prima" sagt mein Bekannter erfreut und stellt seine zweite Frage: „Wie viele Millionen besitzt du bereits?" Sein Gegenüber starrt ihn verwundert an, räuspert sich und sagt: „Nein, nein, versteh mich jetzt bitte nicht falsch, hier geht es nicht um mich, wir treffen uns doch heute, weil du dein Geld vermehren willst." Worauf mein Bekannter sagt: „Nein, nein, versteh du mich bitte nicht falsch. Wenn du so gut bist, wie du behauptest, und du diesen Job auch schon fast zwanzig Jahre machst, dann müsstest du dir doch in dieser Zeit ein beachtliches Vermögen erwirtschaftet haben. Falls nicht, weißt du offensichtlich nicht, was du da tust, und dann bist du definitiv der Falsche für mich." Paul blickt zu Line: „So, das war's schon."

„Was hat denn das mit Corona zu tun?" Sie blickt ihn ungläubig an. „Eine ganze Menge" erklärt Paul, „wem glaubst du, wenn es um wirklich wichtige Themen in deinem Leben geht, zum Beispiel um deine Gesundheit? Der Presse? Den Politikern? Der Pharmaindustrie? Dem Gesundheitsminister? Wenn der sagt, normale Gesichtsmasken bringen nichts bei einem Virus, glaubst du das? Oder glaubst du erfahrenen Virologen, die genau das Gegenteil empfehlen? Glaubst du, Millionen von Chinesen rennen mit diesen Masken nur so aus Spaß und Freude rum? Sicher nicht." Paul ist wieder auf dem besten Weg, sich richtig in ein Thema reinzubeißen. „Pitbull" denkt Line. Plötzlich erheitert sich ihre Miene: „Du, das ist ja genial. Jetzt verstehe ich endlich, warum so viele Narren sich eine Maske überziehen." Paul ist sprachlos. Er hat mit Vielem gerechnet, aber nicht damit. Er geht spontan auf Line zu, nimmt sie in den Arm und flüstert ihr ins Ohr: „Ich liebe dich."

Auch der SPIEGEL scheint in seiner neuen Ausgabe plötzlich aufgewacht zu sein: „Gerät Covid-19 außer Kontrolle?" „Was?" entweicht Paul. Er liest weiter und findet rasch eine Antwort: „Der neuartige Erreger der Lungenkrankheit Covid-19 schickt sich an, den Globus zu erobern. Epidemiologen und Ärzte versuchen weltweit die Seuche einzudämmen. Doch neue, ungeklärte Todesfälle deuten darauf hin, dass das Virus bereits außer Kontrolle ist." Wieder wird Christian Drosten zitiert, nun mit der Anmerkung, dass dieser fieberhaft an der Entwicklung eines einfachen Virentests arbeite. Auch er hätte anfangs wie viele andere Wissenschaftler den Erreger falsch eingeschätzt. Doch schnell hätten sie erkennen müssen, dass das neue Virus deutlich ansteckender ist. „Line" meint Paul, „hier wird gerade ein neuer Medienstar aufgebaut. Es würde mich schon stark wundern, wenn der nicht bald zum obersten Einflüsterer von Frau Merkel avanciert. Merke dir mal diesen Namen: Christian Drosten." Line nähert sich ihm: „Gibt es von dem auch ein Bild?" „Klar" antwortet Paul, „schau her, so sieht der aus." „Was?", Line ist gänzlich überrascht, „der soll sich erst mal seine Haare waschen. Sieht richtig ungepflegt aus." Paul kann nur noch den Kopf schütteln und verschwindet mit seinem Notebook ohne Kommentar in Richtung Arbeitszimmer.

DPA hat mittlerweile gemeldet, dass einige Bundesländer betroffen sind. In Baden-Württemberg und Nordrhein-Westfalen stehen bereits mehrere hundert Infizierte unter Quarantäne. Auch die Weltgesundheitsorganisation spricht deutliche Worte, warnt vor einem pandemischen Potenzial. Und, Paul kann es kaum glauben, die Bundesregierung ist aus ihrem Winterschlaf erwacht und hat einen Krisenstab gebildet. Ob sich dort eine Art Panik breit machte, kann zunächst nur vermutet werden. Auf jeden Fall wird bereits am Tag nach der ersten Krisensitzung die weltgrößte Reisemesse, die ITB in Berlin, abgesagt. Mehr als zehntausend Aussteller aus aller Welt stehen vor verschlossenen Toren. Die Behörden, allen voran das Robert-Koch-Institut, befürchten plötzlich eine noch schnellere Ausbreitung des Coronavirus in Deutschland.

Das hindert allerdings nicht die Fußballgemeinde, auch an diesem Wochenende lautstark ihre Mannschaften in den Bundesligastadien zum ersehnten Erfolg zu brüllen. Tage später sollte bekannt werden, dass in Bergamo ein Fußballspiel die Katastrophe im Norden Italiens mit dem sich anschließenden Massensterben mitbeschleunigt hatte. In Hoffenheim ist indessen der Mäzen des ehemaligen

Dorfclubs bei der 0:6-Niederlage seines Vereins gegen Bayern München als Hurensohn tituliert worden. Als Line das hört, fühlt sie sich voll bestätigt: „Das sage ich doch schon immer. Alles Proleten, ohne Ende. Egal ob vor oder hinter dem Fernseher." Paul schüttelt vehement den Kopf und schießt zurück: „Ich mag auch Fußball. Viele mögen Fußball. Sind wir in deinen Augen alle Proleten?" Line ist weiter im Angriffsmodus: „Diese Kickerei gehört verboten. Die stecken doch nur die anderen an, dieses Pack. Die mussten doch schon in Vor-Corona-Zeiten von der Polizei vor sich selbst geschützt werden. Entweder die prügeln sich die Köpfe ein oder sie stecken andere an. Und das alles zulasten des Steuerzahlers." Den letzten Satz vernimmt Paul nur noch aus der Ferne, da er bereits zuvor das Spielfeld verlassen hat. Er hasst Vorurteile und pauschale Aburteilungen. In allen gesellschaftlichen Gruppierungen gibt es Extreme. Warum soll das beim Fußball anders sein?

Über den Mäzen Dietmar Hopp hatte Paul bisher nur Positives gelesen. Er gehört seinen Informationen zufolge zu den wenigen in Deutschland, die bereit waren und immer noch sind, Millionen und Aber-Millionen in Grundlagenforschung zu investieren. Auch in eine Firma namens CURAVEC in Tübingen, die, gegründet im Jahr 2000, als Pionier der sogenannten mRNA-Technologie gilt. Glücklicherweise ist es dem so titulierten Hurensohn auch gelungen, einen Mister Trump in die Schranken zu weisen, der nur zu gerne sich diese Firma unter den Nagel gerissen hätte, um Knowhow und Impfstoffe für Amerika zu sichern. „Es gibt noch Menschen mit Charakter bei uns", da ist sich Paul absolut sicher.

Zum Glück gibt es auch im Leben von Line und Paul positive Ereignisse. Paul hatte schon vor Monaten Karten für eine Veranstaltung mit dem Kabarettisten Phillip Scharrenberg besorgt, wohlwissend, dass das Pariser Hoftheater in den Wintermonaten immer ausgebucht ist. Bei einem Glas „Gran Reserva" werden sie nun bestens unterhalten. „Kann denn Liebe Syntax sein?" ist die Frage des

Abends. Köstlich! Ein Höhepunkt jagt den anderen. Eine kleine Kostprobe gefällig? Überschrift: Krank.

„Ich glaub ... ich bin krank.
Hab so ‚n Ziehen beim Bücken.
Von Knien bis Rücken,
und das schon echt lang ...

Was ist das? Ein Virus?
Bazillen? Thrombose?
„Nichts" sagt der Doktor,
„ne Fehldiagnose."

Ich sei Hypochonder, das sehe er doch –
Und ich: „Jetzt echt? Wie lang hab ich dann noch?"

Es tut den Beiden gut, mal wieder richtig zu lachen, all die unerfreulichen Begleiterscheinungen von Corona zumindest für zwei Stunden zu vergessen. Als sie eng umschlungen nach Hause gehen schneit es leicht. Paul blickt zu Line: „Vielleicht können wir ja bei uns am Feldberg doch noch Skifahren." Vielsagende Blicke und ein kurzes Kopfschütteln beerdigen schnell eine an sich gute Idee.

Als Paul am nächsten Tag die Aha-News überfliegt fällt ihm auf, dass Dr. Strunz noch immer nicht mit Corona-Kommentaren in Erscheinung getreten ist. Das findet er erstaunlich, denn normalerweise äußert sich dieser zeitnah zu aktuellen Themen. Paul ist sich aber sicher, dass bald was kommen wird. „Frohmedizin versus Drohmedizin" nickt er selbstgefällig, „schauen wir mal, was die Koryphäen sich zu sagen haben."

Nun ist es aber Zeit, sich etwas anderem zu widmen. Sein Buchprojekt wartet auf Fortführung. Er zieht sich auf seine Relaxliege zurück, beamt sich in in das Jahr 2003 und schließt die Augen. Auf einem Trailer erscheinen die Worte „Der Pusher mit dem H-W-S-Syndrom". Das Notebook auf dem Schoss, Queen im Hintergrund mit „I want it all, I want it know". Paul durchlebt noch einmal, dieses Mal im Zeitraffer, die größte Herausforderung seines beruflichen Wirkens. Ein multinationales Projekt der Organisationsentwicklung hatte ihn an seine Grenzen herangeführt, physisch und psychisch. „Aber", er fühlt sich plötzlich stark, fast unbezwingbar wie Siegfried nach dem Bad im Drachenblut, „das war es wert. Das kann mir keiner mehr nehmen."

Irgendwann zu später Stunde findet ihn Line im Arbeitszimmer schlafend mit einem Lächeln im Gesicht.

Zum Ausklang der Woche gibt es im TV noch einmal Corona satt. Paul ist mittlerweile überzeugt, dass in Deutschland das Unheil auf dem Vormarsch ist. Es ist nicht nur Corona, nein, auch der türkische Präsident trägt seinen Teil bei, öffnet Grenzen, so dass Tausende von Flüchtlingen Griechenland überschwemmen. Eine Katastrophe jagt die nächste. Als dann noch in der Tagesschau Bilder von leergekauften Regalen in Norditalien gezeigt werden, keine Nudeln, kein Mehl, keine Konserven, kein Toilettenpapier, platzt es geradezu aus ihm heraus: „Line, wir müssen was tun. Stell dir mal vor, die Hamsterkäufe setzen auch bei uns ein. Dann gibt es kein Halten mehr. Und wenn alle zur Bank rennen, um sich mit Bargeld zu versorgen, du verstehst, dann gibt es bald keines mehr. Dann machen die, genau wie in „Blackout" beschrieben, die Türen dicht. Und was macht das Volk in der allgemeinen Panik? Ja, was? Sie schlagen sich die Köpfe ein, um irgendwas noch zu ergattern. Die Menschen sind so. Ich, werde morgen früh zur Bank gehen und mir das Haushaltsgeld für einige Wochen sichern. Dann kann kommen was will. Und ich werde auch den Tank im Auto randvoll machen. Noch ist es ja ruhig bei uns. Noch."

Line ist entsetzt: „Meinst du das wirklich so, wie du das sagst?" „Ja", die Antwort von Paul ist unmissverständlich, „ja! Morgen um Viertel vor Neun stehe ich bei denen vor der Tür. Ich warte nicht, bis es zu spät ist. Helau – und gute Nacht." Lines Kommentar ist nicht für seine Ohren bestimmt: „Narren unter sich."

Kapitel 7

Weinen könnt' ich.

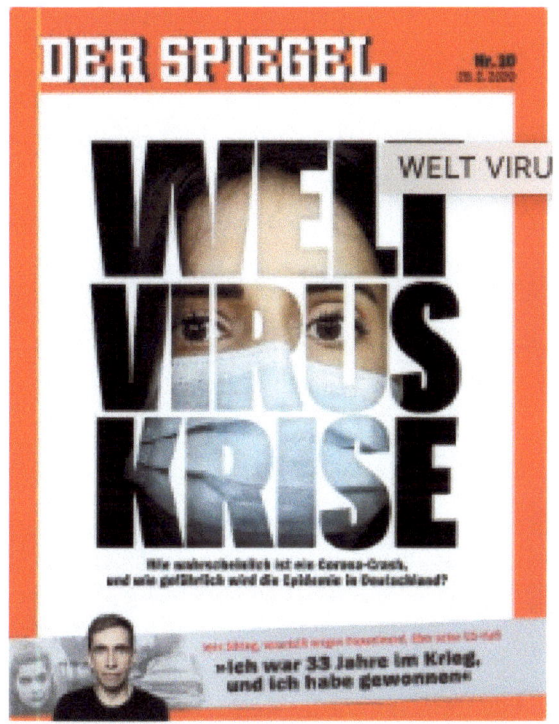

10 / 2020

WELT VIRUS KRISE

02.03. - 08.03.

Paul ist erleichtert als bei der Bank ohne längere Wartezeiten alles wie am Schnürchen läuft. Wieder zuhause braut er sich zufrieden einen Cappuccino und flüstert vor sich hin: „Wir sind gewappnet. Zumindest die Liquidität ist für einige Wochen gesichert." Line beobachtet ihn und denkt: „Nur wenn der was machen kann, ist der glücklich. Selbst wenn es sich später als Blödsinn herausstellen sollte. Anders kann der einfach nicht."

Am Abend steht zum ersten Mal nach der OP der Tanzzirkel auf dem Programm von Paul und Line, die sich schick gemacht haben, sie mit einem körperbetonten Kleid, echt stark wie Paul das ausdrückt, er mit einer schwarzen Hose und rotem Hemd. Schon nach den ersten Takten registriert Paul mit großer Zufriedenheit, dass sein runderneuertes Knie mitspielt als sei nie etwas gewesen. Selbst eine neue Figur beim Cha-Cha-Cha mit einer 360°-Drehung bereitet keinerlei Probleme. Line kann es kaum glauben und mahnt: „Mach jetzt bitte nicht den Starken. Übertreibe es nicht." Paul grinst sie an: „Ich weiß schon, was ich tue. Mir geht es echt gut." Als es dann mit Milonga weitergeht, ist auch Line beruhigt: 1-2-3-4-5-6 und alles ohne Drehungen. Jetzt packt Paul seine Führungsqualitäten aus – Line spürt deutlich, was als nächstes angesagt ist. Kurzum, sie haben Spaß und können kaum genug bekommen. „Du Line", sagt er in einer kurzen Pause, „erinnerst du dich an den Song der Toten Hosen, an Abenden wie diesen?" „Blödmann" antwortet diese, „an Tagen, nicht an Abenden." „Gut" meint Paul, „dann ziehen wir eben mal wieder einen Tag und eine Nacht durch, so wie früher". Er blickt in glänzende Augen.

Als das Licht erlischt müssen sie wohl oder übel die Tanzfläche verlassen. Es ist spät geworden. Auf dem Nachhauseweg beschließen sie, dass diese Nacht wirklich noch nicht zu Ende sein muss.

Paul zieht sich am nächsten Vormittag die Aha-News rein, und kommt nicht umhin zu schmunzeln. Der Fitness-Papst scheint aus dem Häuschen zu sein: „50 Tonnen Vitamin C - also fünfzig Mal tausend Kilogramm wurden in den letzten Wochen nach Wuhan transportiert. Weshalb? Weil es in China Ärzte gibt. Nicht bloß Mediziner. Ärzte, die nicht nur behandeln. Sondern tatsächlich helfen und heilen wollen. Dass dies bei penetranten, besonders hässlichen Virus-Erkrankungen, wie zum Beispiel EBV mit Vitamin C-Infusionen gelingt, ist bekannt. Corona wird dort mit Vitamin C bekämpft. In der größten Not greift man plötzlich eben doch zu den sonst so verpönten wirkungslosen Mitteln.“

Dann werden mehrere brandaktuelle Veröffentlichungen zitiert unter anderem von Anfang Februar dieses Jahres: "Vitamin C and its Application to the Treatment of nCoV Coronavirus: How Vitamin C Reduces Severity and Deaths from Serious Viral Respiratory Diseases." Und es kommt noch deutlicher: „Vitamin C-Infusion ist die Behandlung der Wahl. Für die nCov Pneumonie, Lungenentzündung. Was gibt es da noch zu sagen? Hier in Deutschland sagt die oberste Instanz, das Robert-Koch-Institut: Wir haben keine Heilungsmöglichkeit, bevor wir nicht einen Impfstoff entwickelt haben. Und das kann dauern. Das lässt sich die Bevölkerung gefallen. Das kompetente Immunsystem entscheidet über Leben und Tod. Und nichts anderes. So deutlich ausgedrückt wie selten in der Nobelpreisarbeit 2018 für Medizin und im SPIEGEL-Artikel „Schwelbrand im Gehirn“ vom 22.06.2019.“

„Hammerhart, die Abteilung Attacke ist im Anrollen“, Paul strahlt vor sich hin, „endlich wird Klartext gesprochen. Ich habe mich schon gewundert, dass der so lange ruhig geblieben ist. „Line, Line“, er rennt Richtung Küche, „wo bist du denn?“ Line ist nicht da.

Im Laufe des späten Nachmittags wird Paul aus heiterem Himmel von einem Hoch der Gefühle überrascht. Serotonin hat die Regie ergriffen, beschert ihm Glücksmomente wie schon lange nicht mehr. Er geht auf die Terrasse, atmet tief durch: „Ich Glückspilz! Jetzt seh ich endlich wieder Hoffnung am Horizont." Als sich dann auch noch seine poetische Ader meldet, wahrscheinlich inspiriert von Phillip Scharrenberg am vergangenen Wochenende, geht er schnurstracks zu seinem Stehpult und lässt seinen Eingebungen freien Lauf:

„Wenn das Leben erscheint gar schwierig,
versucht ein mancher es mit Lyrik.
Nicht so Frau Merkel, die unaufgeregte Leise,
Probleme sie aussitzt, cool auf ihre Weise.

Gilt auch für ein Virus, den Chinesen sei Dank,
wenn manch Zeitgenossen Nerven liegen blank.
Doch nicht so bei der deutschen Führung,
die in sich ruht, ein Bild mit Rührung.

Heut Abend und am Wochenende,
reich keinem ich mehr meine Hände.
A-H-A, das ist mein Beitrag zur Genesung,
vom Virus und anderen diabolischen Wesen."

Paul schaut sich verlegen um. Ist er froh, unbeobachtet geblieben zu sein? Auch Line kann er noch immer nicht sichten. Paul wird plötzlich sehr nachdenklich: „Alles klar? Vielleicht hat das Schreiben des neuen Buches zu deiner Erleichterung beigetragen, insbesondere nachdem endlich das schwierige Kapitel über deine Begegnungen mit Gevatter Tod zu Papier gebracht war". Da es Pauls Anspruch ist, in „Das Salz in meiner Suppe" nichts zu beschönigen, weder Fakten noch Gefühle, hatte er insbesondere in diesem Kapitel erfahren müssen, dass alles seine Grenzen hat. „Von wegen Pushing The Limits", grummelt er vor sich hin, „diese Begegnungen in Worte zu fassen war echt schwierig."

Paul liest danach, wie besessen, immer wieder seine Texte durch, feilt an Nuancen. Um halb Zwei in der Nacht setzt sich endlich die Vernunft durch, und er geht zu Bett.

Der SPIEGEL hat jetzt auch auf Alarmstufe rot umgeschaltet: WELTVIRUSKRISE lautet die Headline auf dem Cover und dann kommt es ganz dick: „Das Crash-Virus. Seitdem sich das Coronavirus auch außerhalb Chinas ausbreitet, wächst die Angst. Deutschland sei auf eine Pandemie schlecht vorbereitet, auch für die Weltwirtschaft hätte sie verheerende Folgen. Droht eine neue Finanzkrise?" Als er dann noch liest, dass John Reid, Staranalyst der Deutschen Bank in London, beschlossen habe, „am Wochenende Vorratskammern und Kühlschränke mit Extraeinkäufen vollzustopfen", fühlt er sich bestätigt. „Line", ruft er, „schau mal, nicht nur wir kümmern uns um Morgen. Jetzt steht es auch im SPIEGEL." „Da steht Vieles", meint diese betont kurz angebunden, „hast du dich eigentlich schon um die Vorbereitung unseres Ausflugs nach Gelnhausen gekümmert? Das wird langsam eng." „Als ob das das Wichtigste wäre", brummt er, „es ist doch noch genug Zeit".

Paul nervt zunehmend, dass Line auf Schritt und Tritt ihn mit ihrer Übervorsicht vor dem Virus traktiert, sie andererseits einem Wochenendtrip Priorität Eins auf ihrer Agenda einräumt. „Typisch" meckert er vor sich hin, als er auf seinem Notebook nach Informationen über die Barbarossastadt sucht. „Endlich", er ist fündig geworden, „Top Ten Highlights". Das Wochenende ist gerettet. Zumindest fürs Erste.

Aktuell gibt es bereits mehr als siebenhundert durch das RKI bestätigte Corona-Infektionen in Deutschland. Und aus dem Skizirkus Ischgl in Tirol hört man von einer ersten Infektion: Ein Barkeeper. Paul muss sofort Line einweihen: „Hast du es mitbekommen, Ischgl. Das ist nicht weit von unserem Skigebiet entfernt. Wie gut dass mein Knie operiert werden musste. Wenn nicht, wären wir jetzt da mittendrin." „Was? Ischgl?" entfährt es Line, „das ist ja Wahnsinn." So ist es bestätigt Paul, „und nicht nur das, es ist auch zu spät. Das meint auch der Epidemiologe Marc Lipsitch und rät zu ganz drastischen Maßnahmen." Wochen später wird die Welt erfahren, dass von zwölfhundert Infektionen in Norwegen fast fünfhundert auf Ischgl zurückzuführen sind. Nachweislich.

Stem hat Paul vertrauliche Informationen zukommen lassen, natürlich wie immer aus absolut zuverlässiger Quelle. Demnach hat sich nach dem Besuch eines Infizierten im Club Trompete in Berlin bereits Ende Februar ein Corona-Ausbruch entwickelt. Über sechshundert Gäste hätten in den darauffolgenden Tagen noch verschiedene Partys abgefeiert, bevor die erste Infektion bekannt wurde. Das Gesundheitsamt habe dann einen Aufruf in den Medien gestartet, um die Gäste ausfindig zu machen. Der Vorfall sei aber in guten Händen, denn Christian Drosten, das RKI, die Charité und die örtlichen Gesundheitsbehörden hätten bereits eine gemeinsame wissenschaftliche Studie darüber gestartet. „Clubs als Superspreader", Paul flippt fast aus, „brauche ich dazu eine aufwändige wissenschaftliche Studie? Etwas gesunder Menschenverstand würde völlig ausreichen." Er atmet durch und hält plötzlich inne: „Sag mal, im Internet kann man doch fast alles kaufen. Dann müsste es doch auch Anbieter von gesundem Menschenverstand geben, künstliche natürliche Intelligenz sozusagen. Ich gehe jetzt zu meinem Notebook und schau mal nach". Nach den ersten Schritten bleibt er stehen: „Jetzt lass den Quatsch. So langsam drehst du echt durch."

Selbsterkenntnis soll zwar der erste Schritt zur Besserung sein, doch in diesem Fall ist es anders: Paul steigert sich von Tag zu Tag mehr in das Thema Corona rein: „Warum nehmen die in Berlin denn die Epidemiologen nicht ernst? Warum kann keiner von denen lesen? Haben die noch nie von der Spanischen Grippe gehört, bei der allein in den USA mehr als sechshunderttausend Menschen starben? Muss es jetzt wieder so weit kommen? Die haben doch mit ihrer Personalausstattung und den verkrusteten Strukturen in den Gesundheitsämtern überhaupt keine Chance Infektionsketten nachzuvollziehen. Die doch nicht. Und was meint unsere Bundeskanzlerin? Was? Weinen könnt' ich." „Paul", Line bremst ihn voll ein,

„jetzt reiß dich zusammen. Erstens bist du nicht der Rocker vom Hocker. Und zweitens, änderst du damit was? Nein. Also komm runter. Wir wollen morgen nach Gelnhausen." Paul atmet tief durch, einmal, zweimal: „Du hast Recht, wir wollen da hin."

Vorher muss er noch Line das Bild auf der Titelseite des SPIEGELs zeigen: „Und was siehst du da?" fragt er. „Was schon", will Line wissen, „das kann ja keiner übersehen." „Was konkret", Paul lässt nicht locker, „was genau?" „Na WELTVIRUSKRISE". Line fühlt sich bedrängt: „Nun zufrieden?" „Nein" lautet seine Antwort, „hol doch mal deine Brille. Siehst du nicht die Frau über dem Text?" Line stutzt. „Siehst du ihren Mund? Nein? Sie trägt eine Maske. Was sagst du nun?" „Oh Gott", Line seufzt entsetzt, „mit so einem Ding verwischt ja das ganze Makeup." Paul ist baff und schüttelt seine Mähne: „Daran wirst du dich in Zukunft gewöhnen müssen. Glaub nur nicht, dass wir da herumkommen. Auch wenn unser Gesundheitsminister das noch anders sehen will."

Kaum in Gelnhausen angekommen regnet es in Strömen. „Warum müssen wir ausgerechnet heute hier her? So ein Blödsinn", knurrt Paul. Seine Stimmung ist ziemlich gereizt. Und als dann auch noch Line motzt, dass er nicht einmal wisse, wo das Info-Büro wäre, ist seine Geduld ganz schnell am Ende. Im Nu sind mitten in der Oberstadt zwei Pitbulls ineinander verkeilt. So wie es aussieht mit wenig Hoffnung auf Besserung. Selbst beim Besuch des neuen, interaktiv gestalteten Heimatmuseums gehen die verbalen Attacken munter weiter. Irgendwann dämmert es den Beiden, dass der Irrsinn wohl von ihnen Besitz ergriffen hat.

Sie schütteln sich ihren Frust aus den durchnässten Regenjacken und beschließen kurzerhand das Hotel „Zum Löwen" in der Langgasse aufzusuchen, eines der ältesten Wirtshäuser in Deutschland. Guten Appetit.

Draußen regnet es unverändert.

Kapitel 8

Jetzt ist es zu spät.

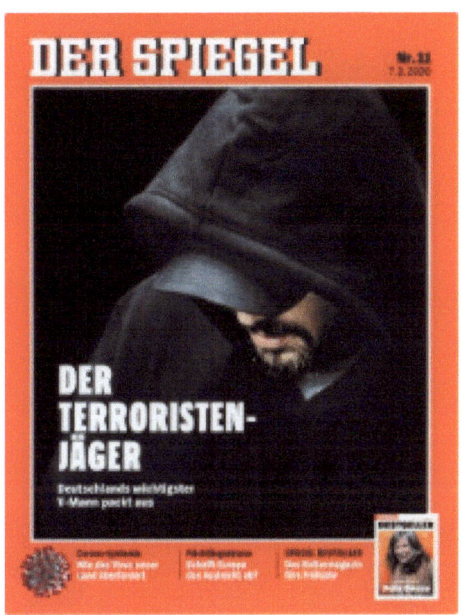

11 / 2020

DER TERRORISTENJÄGER

09.03. bis 15.03.

Nachdenklich liest Paul die Zeilen seines letzten Tagebucheintrages: „Corona-Krise ist voll im Werden und der Beziehungs-Stress wächst. Eine Scheisse jagt die andere." Er blickt irritiert drein: „Gestrichen. Das ist nicht dein Wortschatz. Du hattest dir doch vorgenommen, wachsam zu sein was dein Kopf produziert. Schon in der Bibel steht: Am Anfang war das Wort. Wenn du an einer konstruktiven Konfliktbearbeitung interessiert bist, mäßige dich. Es geht auch ohne Kraftausdrücke."

Corona hin, Corona her, Paul schnappt sich noch einmal den SPIEGEL aus der Vorwoche. Irgendwie spukt in seinem Hinterkopf ein Bericht über Franz Keller herum, den ehemaligen Besitzer der Adler-Wirtschaft in Hattenheim. Zum Lesen ist er bisher nicht gekommen, da Line ihn permanent mit Gelnhausen traktiert hatte. Endlich findet er den Beitrag: „Was eine Headline!" grinst er genüsslich vor sich hin, „Anarcho am Herd".

Paul und Line haben vor Jahren den ehemaligen Sternekoch, Schüler von Paul Bocuse, kennen- und schätzen gelernt. Kellers Bestseller „Vom Einfachen das Beste" hatte Paul aufgerüttelt, insbesondere die Passagen über die sogenannte Sterbemittelindustrie. „Sie beschreiben genau meinen Eindruck der herrschenden Agrar- und Ernährungssysteme, in einem Wort ausgedrückt: Heruntergekommen. Und was ist das Ergebnis?" fragt Paul besserwisserisch, „das Immunsystem vieler Menschen ist derart strapaziert", eigentlich will er sagen ‚am Arsch', aber, er lächelt vor sich hin, „dass so ein Virus leichtes Spiel hat, sich ungehemmt zu verbreiten und andere Organe zu attackieren. Es ist zum Heulen. Bei uns lechzt man nach einem Impfstoff gegen Corona, statt sich mit den wirklichen Ursachen dieser Krise zu beschäftigen. Warum hört man darüber nichts von den Merkels, Spahns, Laschets, und anderen Politgrößen? Warum?" Paul ist von Null auf Hundert in seinem Lieblingsthema.

Die Nachrichtenlage entwickelt sich dramatisch, eine Hiobsbotschaft nach der anderen wird auf den Kanälen verkündet: Deutschland hat seine erste Corona-Tote. Es ist eine fast Neunzigjährige, die eine schwere Lungenentzündung entwickelt hat. Kurz darauf erwischt es im Landkreis Heinsberg einen Achtundsiebzigjährigen. Er hatte im Februar an einer Karnevalsitzung teilgenommen, litt unter Vorerkrankungen wie Herzproblemen und Diabetes. Laut DPA und WHO sind bereits am nächsten Tag alle sechzehn Bundesländer vom Coronavirus betroffen. Das eine mehr, das andere weniger.

Paul schwillt nun endgültig der Kamm. Line versucht ihn zu beruhigen: „Lese doch nicht so viel. Mit dir kann man ja kaum noch über was Anderes reden. Paul, hör doch wenigstens einmal auf mich." „Schon gut, vielleicht hast du ja Recht, aber ich kapiere einfach nicht, warum die Merkel nichts von sich hören lässt. Für alle hat die so ein großes Herz, aber uns lässt die völlig im Dunkeln. Hat sich dieses Virus bereits in deren Hirn eingenistet?" schnaubt er. Line versucht es nun auf einem anderen Weg: „Was hältst du davon, wenn zumindest wir etwas für unsere Gesundheit tun und ins Studio gehen?" Als Paul Studio hört, hat Line gewonnen.

Am nächsten Tag bricht die Kanzlerin endlich ihr Schweigen und tritt gemeinsam mit Gesundheitsminister Jens Spahn und dem Leiter des Robert-Koch-Instituts, Professor Dr. Lothar Wieler, vor die Presse. Nicht nur Paul kommen die Ausführungen sehr dünn vor: „Wir müssen Zeit gewinnen. Um die Ausbreitung des Coronavirus zu verlangsamen, sollen Großveranstaltungen möglichst unterbleiben." „Möglichst?" Paul ist schon wieder sauer, „was heißt denn das konkret? Fußballspiele? Pop-Konzerte? Theater? Kann die Merkel nicht mal konkret werden, das Heft in die Hand nehmen, wie damals der Helmut Schmidt bei der Hochwasserkatastrophe in Hamburg?" „Genau" pflichtet ihm Line bei, „den Notstand ausrufen und alle Kräfte in einer Hand bündeln. Wenn ich mir den Wieler oder den Spahn anschaue, kommt mir das kalte Grausen. Weicheier sind das, Weicheier." „Besser hätte ich es nicht sagen können", Paul pflichtet ihr bei, „so ist es. Können die nicht, oder dürfen die nicht? Haben die nicht kapiert was es bedeutet, wenn die WHO sagt, dass die Verbreitung des Corona-Erregers das Ausmaß einer Pandemie erreicht habe. Weltweit. Aber, ich muss mich jetzt ablenken, Line, sei mir nicht böse, ich gehe ins Arbeitszimmer und versuche, mein Buchprojekt weiter zu bringen. Ist das okay für dich?" Line nickt. Auch sie kann diese Horrormeldungen kaum mehr ertragen.

Paul öffnet die Datei „Das Salz in der Suppe". „Wo bin ich denn stehen geblieben?" will er wissen, erblasst aber, als er die letzte Kapitelüberschrift sieht: „Der Sensenmann ist schon früh dabei." „Oh Gott" entfährt es ihm, „auch das noch. Aber doch nicht jetzt." Er legt sein MacBook zur Seite, schlägt die Arme über dem Kopf zusammen und versucht an etwas Anderes zu denken. Nur an was?

Er holt sich eine Schlafbrille aus dem obersten Schub seines Schreibtischs, legt sich wieder hin und sehnt nur noch Ruhe herbei. Paul schließt die Augen, die Schlafbrille will erst nicht richtig sitzen, und beginnt dann mit dem Zählen seines Pulses. Das lässt er allerdings bald sein, denn der hetzt nur so der Hundertermarke entgegen. „Stopp. Programmwechsel. Wer hat dein Leben noch bereichert?" will er wissen, „wer?" Er geht einige Stationen durch und bleibt kurz vor Beginn der Siebzigerjahre hängen: „Wie hieß eigentlich noch dieser Lehrer, der dich mit dem Kloster Cluny bekannt machte? Der, ach ja, damals herrschte noch der Paragraph 175, der dir das Thema Geschichte schmackhaft machte – Herrgott, warum fällt mir dieser Name denn nicht ein – ja, jetzt hab ich's, Dur hieß er nicht, dafür Moll."

Paul ist in Sekundenschnelle wieder zurück im Jetzt, öffnet sein Notebook und hämmert in die Tasten: „Warum bekommt ein mehr als mittelmäßiger Schüler ein Thema übertragen, von dem er absolut nichts weiß? Warum weckt dies ein lebenslanges Interesse an

Geschichte? Und warum wird gerade diesem Schüler eine längere Präsentation in freier Rede zugetraut, obwohl offensichtlich ist, dass er nicht gerade mit den Fähigkeiten eines Thomas Gottschalk gesegnet ist? Wie sah das noch mal dieser verkorkste Englisch-Lehrer: Still und stumm, sitzt der meist gelangweilt rum." Paul hält inne: „Volltreffer." Irgendwann in der Nacht holt ihn Line wieder in die reale Welt zurück. Sie hat einen guten Grund - es ist bereits sehr spät geworden.

Am nächsten Morgen fragt Line ganz überraschend: „Du, hast du gehört, der Trump hat den nationalen Notstand ausgerufen." „Na und" knurrt Paul, „der macht das doch nur, damit er freie Hand hat, und nun Tun und Lassen kann was ihm beliebt. Dem trau ich noch weniger als den Chinesen." Paul scheint voll neben sich zu stehen, wendet sich resigniert von Line ab, die darüber wenig erfreut ist: „Mein Gott, ist der beschissen drauf. Am besten ich gehe ihm heute aus dem Weg." Als sie darauf hört „bescheiden, nicht beschissen", ist ihre Geduld überstrapaziert: „Das ist ja nicht mehr auszuhalten mit deiner Klugscheißerei." Das sitzt. Paul setzt sich auf den nächstbesten Stuhl: Ein Bild des Jammers. Wie ein geprügelter Hund. „Sorry" stammelt er, „das war wohl voll daneben. Aber du weißt doch, wie ich das meine." „Klar", Line lächelt ihn gekünstelt an, „warum bist du eigentlich nur Besserwisser und nicht Alleswisser geworden?" Paul stockt der Atem: „Was willst du mir damit sagen?" "Einfach mal nachdenken, mehr will ich jetzt nicht sagen", Line dreht sich auf dem Absatz um und sucht das Weite.

Nachdem sich das Thema Skiurlaub endgültig erledigt hat – die österreichische Regierung hat Ischgl und das Paznauntal als Risikogebiet erklärt, das RKI ganz Tirol – versucht Paul sich Line wieder anzunähern, auch um ihr aus ihrer Betroffenheit herauszuhelfen: „Weiß du was, ich kann dir zwar keine schneebedeckten Berge in Tirol bieten, aber schau mal, wir haben doch auch einen wunderschönen Hausberg hier. Was hältst du davon, wenn wir heute

Nachmittag den erklimmen?" Line nickt und meint: „Was eine Alternative", und überrascht ihn mit dem Zusatz: „Dann kommst du Frischluftfanatiker ja endlich mal wieder auf deine Kosten." Paul lächelt, scheint zufrieden zu sein: „Gut, dann suche ich uns einen befestigten Weg mit nicht allzu viel Steigungen." Danach glaubt er „Blödmann" gehört zu haben, ist sich aber nicht ganz sicher. Wie auch immer, er blättert in der Broschüre „Rund um die Kurstadt wandern" und wird schnell fündig.

Kurze Zeit später schlendern die Beiden Hand in Hand durch den Stadtwald. Sogar die Sonne zeigt sich von ihrer besten Seite. Plötzlich bleibt Paul stehen und sagt: „Line, in dieser Stille hier in der Natur kann man sich gar nicht vorstellen, dass da draußen in der Welt die Hysterie ihren Lauf nimmt. Ich bin mir sicher, wir stehen erst am Anfang. Das Tal der Tränen ist noch lange nicht erreicht. Ich fürchte, das kann ein bis zwei Jahre dauern." „Was?", Line ist entsetzt, „was sagst du da, ein, zwei Jahre. Woher willst du das denn wissen?" „Wissen tue ich gar nichts, aber, mein Bauch sagt mir das" erklärt Paul mit leiser Stimme, „weißt du, diese Woche habe ich einen Artikel von einem Epidemiologen gelesen, keine Ahnung wie der heißt, mit der vielsagenden Überschrift: „Es ist zu spät". Dieser Mann machte einen sehr seriösen Eindruck auf mich. Was der sagte klang überzeugend." „Zu spät?" will Line wissen, „zu spät wofür?"

Paul zuckt mit den Schultern, scheint plötzlich selbst ratlos zu sein. „Ich tue mir da auch schwer, weiß nicht mehr so richtig, an wem ich mich orientieren soll. Die einen so, die anderen genau das Gegenteil. Auch aus den Aha-News werde ich nicht schlau. Irgendwie habe ich das Gefühl, dass der sich aus welchen Gründen auch immer ziemlich bedeckt hält." „Hä, das sind ganz neue Töne" meint Line, „und das sagt einer, der dessen Weisheiten bereits schon vor dem Frühstück inhaliert. Was ist denn mit dir passiert?" „Gar nichts" antwortet Paul, „aber ich kann lesen. Und manchmal auch zwischen den Zeilen. Weißt du was, wenn wir wieder zuhause sind, zeige ich dir die Headlines der letzten drei, vier Tage. Interessiert dich das?" Line schaut zu ihm und nickt: „Warum nicht? Wenn es dir guttut. Groß schocken kann mich ohnehin nichts mehr."

Die TV-Bilder am Abend sind schrecklich. In Deutschland wird nun auch gehamstert. Der Absatz von Konserven hat sich seit Ende Februar fast verdreifacht. Desinfektionsmittel, Toilettenpapier, Seife, Nudeln, Hefe und Mehl werden extrem nachgefragt. Und dann kommt der Hammer. Auf bild.de ist zu lesen: „Die Bundesregierung schnürt das größte Krisenpaket aller Zeiten. Die staatliche Förderbank KfW soll pleitebedrohte Firmen mit Krediten stützen. Das Gesamtvolumen der Rettungsaktion beträgt bis zu einer halben Billion Euro kündigen Finanzminister Olaf Scholz und Wirtschaftsminister Peter Altmaier an. Am Nachmittag stoppt die Deutsche Fußball Liga den Spielbetrieb – Pause zunächst bis Anfang April. Es gibt Corona-Ferien, Schulen und Kindertagesstätten werden in der kommenden Woche mindestens bis zum Ende der Osterferien bundesweit geschlossen. Da viele Firmen ihre Mitarbeiter zeitgleich ins Homeoffice schicken, bricht bei vielen Familien Chaos aus: Kinder zu Hause unterrichten, gleichzeitig selbst arbeiten und soziale Distanz üben – die Corona-Krise trifft alle."

Und es kommt noch heftiger: Das RKI erklärt jetzt auch die spanische Hauptstadt Madrid und das gesamte österreichische Bundesland Tirol zu Risikogebieten. Wer dort war, soll sich in Quarantäne begeben. Polen und Dänemark schließen ihre Grenzen nach Deutschland. Die Türkei lässt Deutsche nicht mehr einreisen. Türkische Staatsbürger dürften nicht mehr nach Deutschland sowie in acht weitere europäische Länder reisen. „Jetzt ist die Kacke voll am Dampfen" stellt Paul lakonisch fest, „das ist ja noch viel schlimmer als ich befürchtet habe. Line, ich verstehe mittlerweile gar nichts mehr. Kannst du mir sagen, warum Menschen mit gesundem Menschenverstand vor drei, vier Tagen noch ihren Skiurlaub antreten mussten?" Line schaut ihn an: „Das kann ich sehr wohl, auch mir geht das Skifahren ab. Das war immer so schön, an der frischen Luft, und dann ein Radler in der Skihütte. Mir fehlt das echt."

Paul schaut ungläubig auf Line, zieht eine Grimasse und denkt sich: „Ich kann mich manchmal ja auch nicht so ganz verstehen, kommt vor, aber Line, was die da von sich gibt, sorgt nur noch für Stromfrisur bei mir. So ein Schmarrn, für solche Hornochsen noch Verständnis haben. Die suchen nur ihren Spaß und kapieren nicht, dass sie damit Unheil über viele Menschen bringen. Ich hasse diese Egoisten. Genau. Egozentriker. Das ist der richtige Ausdruck." „Du", Line hakt nach, „warum bist du plötzlich so ruhig?" „Ich denke nach, Line, erst denken, dann reden." Line verzieht das Gesicht und ist sich sicher: „Mein Gott, jetzt hat's den ganz erwischt."

Nach dem Abendessen, es gab Schweizer Wurstsalat mit Bratkartoffeln, erinnert ihn Line an seine morgendliche Lieblingslektüre. „Aha", Paul hat sein Notebook geöffnet und liest sogleich einzelne Überschriften laut vor: „Corona - Vitamin C und die Praxis, Corona und Spaß, Corona und der Goldbrokat, Corona – so spricht der Experte", er schaut ziemlich desillusioniert zu Line, „den Inhalt erspar ich dir. Ich kann mir heute daraus auch keinen Reim machen. Entweder der spinnt, oder die ganze Welt spinnt, oder ich spinne. Weißt du was, wir gehen jetzt schlafen. Morgen beginnt ein neuer Tag und dann schauen wir, wie wir das Beste daraus machen können. Was meinst du?" Line ergreift seine Hand - und führt ihn in Richtung Schlafzimmer. Die Nacht hätte Entspannung in ihre Beziehung bringen können, hätte Paul nicht kurz vor dem Einschlafen noch in den Blog von „nuggets.one" geschaut:

„Sie haben gesiegt – die Guten und Besorgten. Allerdings könnte man auch sagen, gut gemeint hat wenig zu tun mit gut gemacht. Das nur so am Rande. Warum nun „Sie haben gesiegt"? Weil die soeben beschlossene Verbote-Welle fast nur Sieger kennt: Die ganz Linken, die endlich den Staat haben, den sie sich wünschen, die sozialen Linken, die immer um die ganze Nation besorgt sind, man nehme Herrn Müller aus Berlin als Beispiel, der im TV geradezu flehentlich nach Befehlen von oben lechzt, damit er endlich was tun kann, dann die Gutmenschen aus der Mitte, gepaart mit den Grünen, die für alle wissen, was von Natur aus für alle gut ist, und zuletzt die ganz Rechten, die ja schon immer gesagt haben, man müsse Recht und Ordnung herstellen und konsequent von oben nach unten durchdrücken. Jetzt sind sie im Reich ihrer Träume: Verbote, selbst Schulen, Museen und Bildungseinrichtungen sind geschlossen – kein Zutritt. Und warum: Weil sie uns, das gemeine Volk, schützen wollen, nein müssen. Es sind die Guten und die Besorgten. Nimmt man alle zusammen: Eine Mega-Koalition. Nahezu unschlagbar. Erst verharmlosen, dann beschwichtigen, zuletzt die ganz große Keule ziehen. Zum Glück sind Milliardenzuschüsse kein Problem, in unbegrenzter Höhe. Schau mal einer an. Wäre ich ein kleines unbekanntes Virus würde ich mir ins Fäustchen lachen, denn mein Zielobjekt scheint die Fassung und den Blick für das Wesentliche verloren zu haben. Wie könnte es sonst sein, dass sich keiner mit der Stärkung des Immunsystems beschäftigt. Bewegung, Muskelkräftigung, Entspannung, gesunde Kost und Frischluft kämen ihm bestimmt zugute. Und wenn genügend Vitamine, Mineralien das innere Feuer zünden, dann käme das Virus ins Schwitzen. Soll keiner sagen, sie hätten es nicht gewusst. Sollen die ruhig auf Zeit spielen, sich in ihren Höhlen kasernieren, Hysterie und Hamsterverhalten werden das bestimmt nicht aufhalten."

Stem, sein guter Freund, hat ihm nun auch noch den letzten Rest von Ruhe geraubt. Gute Nacht.

Kapitel 9

Außer Kontrolle - und wir tanzen

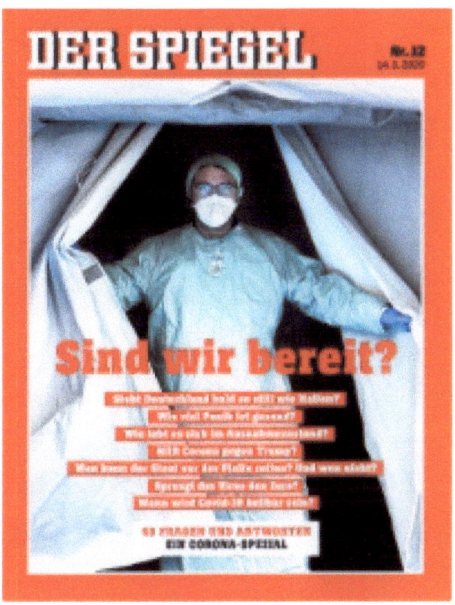

12 / 2020

Sind wir bereit?

16.03. bis 22.03.

„He Line, bist du bereit?" ruft Paul. „Was soll denn diese Frage am frühen Morgen?" erwidert diese, „du hast vielleicht Probleme." „Ich nicht" versucht er aufzuklären, „der SPIEGEL will das von uns wissen. Aber jetzt im Ernst, sind wir bereit, wenn die bald alles dicht machen?" „Dein SPIEGEL bringt mich noch zum Wahnsinn. Hast du wirklich nicht anderes zu tun?" Line schüttelt ihren Kopf. „Okay, wenn du meinst" lenkt Paul ein, „dann mache ich mich eben anderweitig schlau." Paul dreht sich um und bewegt sich nachdenklich in Richtung Arbeitszimmer. Da er sich noch immer nicht so richtig an seine neuen Hörhilfen gewöhnen kann, das heißt, er vergisst öfters sie anzulegen, kann er auch nicht die aus dem Badezimmer kommenden Geräusche eindeutig identifizieren. Er hat aber das Gefühl, dass das nach „Hohlkopf" oder so klang.

„Wie gut, dass du kaum Ängste hast, und die Welt nicht traurig, öde oder gar trüb findest, oder – Line?", irgendwie verspürt Paul Lust zu provozieren und fährt fort, ohne auf eine Antwort zu warten, „sonst würdest du ja mitten in einer Depression stecken." „Jetzt reicht's aber" resümiert Line, „du kannst den Vormittag ohne mich planen. Ich gehe in die Stadt shoppen." „Mach das mal" bestärkt Paul sie, „vielleicht ist es für längere Zeit das letzte Mal, dass das möglich ist." Ob Line den letzten Satz verstanden hat, weiß er nicht, da sie bereits auf dem Weg nach unten ist. Er hastet zum Fenster, will winken – Line kennt heute morgen nur den Blick nach vorn.

Er öffnet Google News und was steht da? Deutschland macht dicht. Bund und Länder hätten sich auf ein einheitliches Vorgehen geeinigt zur weiteren Beschränkung von sozialen Kontakten im öffentlichen Bereich angesichts der Corona-Epidemie in Deutschland. Das Bundeskabinett habe in einer Telefonschalte die Empfehlungen von Kanzleramtsminister Helge Braun, Innenminister Horst Seehofer und Gesundheitsminister Jens Spahn beschlossen. Auch die Ministerpräsidenten hätten ihren Segen gegeben: „Bars,

Clubs, Diskotheken, Kneipen und Theater, Opern, Konzerthäuser, Museen, Messen, Kinos, Freizeit- und Tierparks sowie Spielbanken, Spielhallen, Bordelle, Wettannahmestellen, Spielplätze, Sportanlagen, Schwimmbäder und Fitnessstudios werden vorerst geschlossen. Übernachtungen in Hotels und Pensionen zu touristischen Zwecken sind nicht mehr erlaubt. Gottesdienste finden nicht mehr statt. Die Grenzen werden geschlossen: Ausländer aus Richtung Frankreich, Schweiz, Dänemark, Österreich, Luxemburg können nicht mehr ohne Weiteres nach Deutschland einreisen. Ebenfalls werden die Nord- und Ostsee-Inseln für Touristen abgeriegelt."

„Starker Tobak" murmelt Paul vor sich hin, „so schlecht lag ich ja gar nicht. Aber, wie lange sollen diese Einschränkungen gelten? Darüber ist natürlich nirgendwo was zu finden. Typisch, was ein amateurhaftes Krisen-Management." Als er dann noch seinen E-Mail-Account checkt, ist seine Stimmung vollends im Keller. Er liest laut vor: „Leider liebe Freunde, unsere Tanzschule ist bis auf Weiteres geschlossen. Passt auf euch auf und bleibt gesund."

Paul holt sein iPhone und versucht Line zu erreichen. Diese meldete sich erst nach dem dritten Versuch: „Ja, was ist denn jetzt schon wieder los?" Line scheint wenig erfreut zu sein. „Die wollen wegen Corona alles dicht machen. Komm bitte heim, damit wir zumindest noch den letzten Rest von Freiheit genießen können." „Paul" hört er, „ich bin bereits auf dem Weg zurück."

Am späten Nachmittag, sie haben noch kurz etwas Grünzeug im Pflanzen-Center eingekauft, sitzen sie zum Abendessen in Rauenthal und wissen nicht, ob sie sich jetzt freuen oder heulen sollen. Die Stimmung im Lokal ist bedrückt, steht doch fest, dass auch hier am Mittwoch die Schotten dicht gemacht werden müssen. „He", Line ist besorgt, „denkst du wir können uns hier auch anstecken?" „Nein" antwortet Paul wie aus der Pistole geschossen, „das Virus kann noch nicht hier sein. Diese Straußwirtschaft finden nur absolute Insider. Chinesen haben da auf die Schnelle keine Chance." Sie lächelt ihn an: „Na, dann guten Appetit. Aber vorher stoßen wir noch auf bessere Zeiten an." „Super Idee", Paul strahlt Line an, „zudem habe ich gelesen, dass der Riesling-Quarzit für das Gute-Laune-Hormon sehr förderlich sein soll und damit auch für ein starkes Immunsystem. Prost."

Seine Eindrücke des nächsten Tages hält Paul wie folgt in seinem Tagebuch fest:

09:00: Gehe auf den Markt – Nespressoladen verschlossen – die Menschen verhalten sich merkwürdig – jeder macht um jeden einen großen Bogen

13:00: Autowäsche – Glück gehabt – ab morgen ist auch hier zu

16:00: Gehe Walken im Kurpark – es sind mehr Menschen als sonst unterwegs

17:30: Der Nachbar werkelt in seinem Garten herum – Ordnung muss sein

19:00: Frau Merkel wendet sich - endlich - an ihr Volk

Vor dem Fernseher herrscht eine gespenstische Ruhe als die Bundeskanzlerin mit tieftraurigem Blick die Nation ermahnt: „Es ist ernst. Nehmen sie es auch ernst!" Inzwischen haben sich in Deutschland mehr als zehntausend Menschen mit dem Virus infiziert, rund dreißig Todesopfer gibt es bislang.

„Super, toll" sprudelt es aus Paul heraus, „erst wochenlang rumsitzen und abwarten, dann plötzlich steht man mit dem Rücken zur Wand und dann wird die große Keule ausgepackt. Jetzt gibt es Verbote an allen Ecken und Enden, viele Geschäfte werden dicht gemacht. So ein Schwachsinn, diese pauschalen Maßnahmen. Mehr haben die wohl nicht in der Birne. Aber warte ab, bald geht die Streiterei über Kompetenzen der Regierung, des Parlaments und der Bundesländer los. Denkst du der Müller in Berlin ist genauso gestrickt wie der Söder in Bayern? Und einem Laschet sitzen in Nordrhein-Westfalen seine Karnevalisten im Nacken. Der tickt eh anders als viele seiner Kollegen. Line, hast du was über die Masken gehört? Sollen wir die nun nehmen oder nicht? Hat nicht dieses

RKI sogar Bedenken gegen das Tragen ausgesprochen? Wollen die auch das besser wissen als die Chinesen? Anfänger!"

Line stutzt: „Bist du nun fertig? Steigere dich doch nicht so rein. Wer erzählt denn immer, man soll nicht sofort emotional reagieren? Versuche es doch einmal mit Logik, okay?" Sie findet das alles überhaupt nicht lustig, super oder toll. Ganz im Gegenteil. Sie spürt ein leichtes Kratzen im Hals. Corona? Grund zur Besorgnis?

Paul ist mittlerweile gedanklich wo ganz anders. Er spürt, dass sich zwischen ihm und Line erhebliche Spannungen aufgebaut haben, Eskalation statt Deeskalation. Es geht weniger um konkrete Streitthemen, nein, es sind mehr ihre sehr unterschiedlichen Strategien im Umgang mit bedrohlichen Situationen. Line versucht alles, potenzielle Begegnungen mit dem Virus auszuschließen, Paul dagegen setzt auf aktiven Widerstand, zum Beispiel mit stundenlangen Spaziergängen im Stadtwald oder Monologen über Möglichkeiten zur Stärkung des eigenen Immunsystems. Dafür findet er in den Aha-News eine Menge Anregungen, die es heute für ihn mal wieder auf den Punkt gebracht haben: „Zurück zu Corona. Wird beherrscht von der Frage, ob das Immunsystem wirklich kompetent genug ist: Der stärkste Feind des Immunsystems ist laut Professor Pert der Stress. Das Ungleichgewicht. Die Überforderung. Die Erschöpfung. Der Mehrverbrauch an wichtigen Substanzen, was dann das Immunsystem stört, zerstört."

„Line", Paul klingt plötzlich ganz handsam, „willst du dich am Samstagabend nicht mal wieder schick machen, vielleicht dein tolles schwarzes Kostüm, High-Heels und so, und wir machen unseren hauseigenen Bailandito. Ich habe gelesen, Freude am Leben sei eine starke Waffe gegen Stress. Und uns macht doch immer das Tanzen großen Spaß. Was meinst du dazu?" Line stutzt im ersten Moment, scheint generell nicht abgeneigt zu sein. Dann stellt sie ihre Bedingung: „Aber nur, wenn du ab sofort nicht mehr so ein Stinkstiefel und Besserwisser bist. Also, es liegt nur an dir." „Schlau gemacht" erkennt Paul, „jetzt liegt der Schwarze Peter mal wieder bei dir. Genauso stelle ich mir Entspannung vor.

Corona – Risiko und Chance, Stem liest Paul seinen neuesten Beitrag kurz vor der Veröffentlichung am Telefon vor: „Was ist in ganz kurzer Zeit passiert? Wir haben die abrupte Entschleunigung auf unserem Planeten als eine Folge des Coronavirus SARS-CoV-2 beziehungsweise des zögerlichen Umgangs der Völker dieser Welt mit einem unbekannten Eindringling. Es geht um Leben und Tod, anders ausgedrückt um die Rest-Laufzeit vieler. Präsident Macron hat den Franzosen gesagt, wir leben im Krieg, und ich verordne, keiner geht hin. Auch Frau Merkel hat zum Volk gesprochen und eindringlich an die Mitwirkung zum Zuhause-Bleiben appelliert. Heute hat Herr Söder als erster seinen Bayern Ausgehverbot erteilt. Der Rest der föderalen Gemeinde zögert noch und hofft. Im Moment läuft wenig, die Räder stehen still. Flieger parken auf Landebahnen, Autohersteller haben ihre Tore geschlossen. Die Zahl der Infizierten und der Toten steigt mit wachsenden Zuwachsraten. Das Gesundheitswesen steht kurz vor dem Kollaps, viele berufliche Existenzen blicken in eine düstere Zukunft. Das ist kein Jammern, sondern die nackte Wahrheit. Trotz aller Probleme sehe ich Licht am Ende des Tunnels, wenn wir diese Krise auch als Chance begreifen, unsere Welt neu zu ordnen. Wir haben nur diese eine. Und wir haben nur dieses eine Leben. Jeder Corona-Tote ist einer zu viel, aber auch jährlich 30.000 Krebstote sollten Grund zum Nachdenken und zur Abkehr vom „Immer so weiter" sein. Wenn nicht jetzt, wann dann?"

Paul ist sehr nachdenklich geworden: „Vielleicht neige ich doch dazu, manches zu einfach zu sehen. Das ist schon eine ganz komplexe Geschichte mit diesem Corona. Allein die weltweite Dimension kann einem da Sorgen bereiten. Ich sollte schleunigst Line sagen, dass auch ich das Alles nicht auf die leichte Schulter nehme."

Die allabendlichen Nachrichten bei ARD und ZDF, das Lesen von Google-News, der SPIEGEL mit zig Artikeln zu und über Corona, total konträre Meinungen auf der Webseite von SWISS POLICY RESEARCH – Facts about Covid-19 – und dann noch die täglichen Aha-News führen zu einer totalen Reizüberflutung bei Line und Paul, mit dem Ergebnis, es kracht immer wieder gewaltig zwischen den Beiden.

Ende der Woche nimmt Line eine kurzzeitige Auszeit, und Paul hat plötzlich viel Zeit, die er in sein neues Buch investieren kann. Bald hämmert er wie ein Bekloppter in die Tasten seines Notebooks, alles was nach Recherche verlangt, landete auf einer ToDo-Liste. Er schreibt Tag und Nacht. Der Fernseher hat eine Auszeit verordnet bekommen, Radiosender werden durch Playlisten ersetzt. Je nach Stimmungslage ist es Freddy Mercury und Queen, einmal Bob Marley, einmal Udo Lindenberg mit seinem Panikorchester. Da draußen zudem seit Tagen die Sonne scheint, signalisiert Pauls Hormonlage: „Alles im grünen Bereich. Weiter so."

Paul erinnert sich an den Kurztrip nach Gelnhausen. Was stand dort auf einer Tafel im Heimatkundemuseum? Erinnerungen seien ein Schatz, aus dem man unendlich schöpfen kann? Zumindest ist es so in seinem Gedächtnis hängen geblieben. „Und nun?" will er wissen, „was mach ich damit?" Gedankenverloren geht er zu seiner Bücherwand und bleibt beim Fotobuch über die Namibia-Reise hängen. Als er die ersten Bilder sieht, spürt auch er ein starkes Fernweh. Aber nicht nur das. Namibia war einfach unglaublich mit der Vielfalt an Eindrücken, wie zum Beispiel die Überreste der wahrlich nicht glorreichen deutschen Vergangenheit, die staubtrockene Kalahari-Wüste, die ehemalige Diamantenstadt Kolmannskuppe, die grazilen Wüstenpferde in der Nähe von Aus, die gigantischen Wanderdünen, der raue Atlantik mit unzähligen Schiffwracks, der riesige Etosha-Naturpark mit seiner Fülle an Tieren in freier Wildbahn.

Paul wählt die Nummer von Line und freut sich bald darauf auf einen gemeinsamen Abend mit ihr.

Nach dem Abendessen und der Tagesschau beginnt der häusliche Bailandito. Bereits nach den ersten Schritten Slowfox spüren die Beiden, dass heute noch mehr passieren könnte. Und tatsächlich geht bald die Post ab: Tango, Walzer, Foxtrott, Cha-Cha-Cha, Rumba, zwei Stunden später Milonga, Jive und Salsa. Die pure Lust am Leben ergreift von ihnen Besitz. Paul geht kurz ins Bad, kommt zurück mit einem Fieberthermometer aus der Hausapotheke, hält Line es an die Stirn: „Eindeutig, das ist ein T-Virus." Line kann nur den Kopf schütteln: „Traumtänzer." Aber auch sie spürt, Tanzen fühlt sich gut an. Und das ist Balsam auf ihre geschundene Seele. Sie fixiert Paul: „Bist du wirklich sicher, dass unser Tanzen hilft?" Paul strahlt sie über beide Backen an: „Absolut. Solange wir hier tanzen, haben die keine Chance uns zu attackieren. Und da Tanzen nachweislich die Gesundheit fördert, das ist wissenschaftlich erwiesen, bekommen diese Ekelviren bei uns auch in Zukunft keine Gelegenheit, sich in unserer Lunge oder wo auch immer zu vermehren. Die knacken nicht unseren Immunpanzer. Cha Cha Cha."

„Du bist heute ja echt gut drauf, das muss ich schon zugeben. Hast du sonst noch was in petto, du weißt, was ich meine?", Line zwinkert mit dem rechten Auge, „dann lass es mich wissen." Paul stutzt kurz: „Äh, aber vorher ziehen wir noch das komplette Disco-Fox-Programm durch, mit allen Figuren. Warte einen Moment, ich hole jetzt die Helene Fischer ... atemlos durch die Nacht."

In seinem Tagebuch notiert Paul als Wochenfazit: Schön, dass unser Freund aus Bonn uns auf das sogenannte Rheinische Grundgesetz aufmerksam gemacht hat:

Artikel 1: Es ist, wie es ist.
Artikel 2: Es kommt, wie es kommt.
Artikel 3: Es ist noch immer gut gegangen.

Noch können wir wie gewohnt einkaufen. Auf dem Wochenmarkt ist Schlange-Stehen angesagt. Rund herum steht die Welt still. In und auf den Straßen herrscht eine gespenstische Ruhe. Das Virus hat Deutschland und Europa im Würgegriff – und wir tanzen."

Kapitel 10

Mortui vivos docent –

die Toten lehren die Lebenden

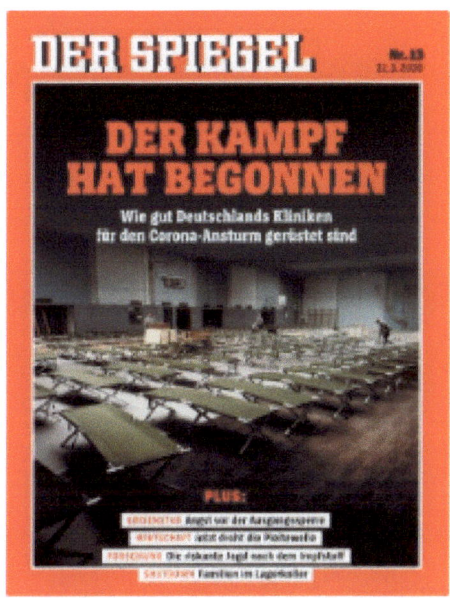

13 / 2020

DER KAMPF HAT BEGONNEN

23.03. bis 29.03.

Paul blickt zu Line: „Hast du gelesen, der Kampf habe begonnen?"
„Den Kampf kenne ich nicht. Ich kenne allerdings einen, der öfters im Kampfmodus ist", lautet Lines vielsagende Antwort zum Start in die Woche. Die Corona-dominierte Situation ist nach der Bekanntmachung der Bundesregierung am Vortag klar: Erweiterung der beschlossenen Leitlinien zur Beschränkung sozialer Kontakte. Kurz nachdem Frau Merkel dies mit einigen Details in einer Pressekonferenz erläutert hat, begibt sie sich am Abend selbst in Corona-Quarantäne, da sie sich Tage zuvor von einem nun infizierten Arzt gegen Pneumokokken hatte impfen lassen. „Jetzt macht auch die noch die Fliege" motzt Paul herum, „in der christlichen Seefahrt gäbe es so was nicht." „Was soll die denn sonst tun?" fragt Line, „denkst du andere anstecken ist sinnvoller?" „Okay" brummt Paul, „so kann man das auch sehen." Es knistert weiter zwischen den Beiden, so dass Line kurzfristig beschließt, mit einem erneuten Retreat die angespannte Situation zu entschärfen. Gesagt, getan.

Kurz vor Neun erklingt im Radio der Kultsong „You never walk alone" von Gerry and the Pacermakers. Paul reißt die Wohnzimmerfenster sperrangelweit auf und testet die maximale Lautstärke seiner Anlage aus. „Wahnsinn" strahlt er vor sich hin, „da steckt echte Power dahinter." Er fährt voll auf diesen Song ab mit dem Ergebnis, dass ihm dicke Tränen die Wangen runterkullern. Auf der Couch sitzend wartet er bis zum letzten Ton. Dann steht er auf und bewegt sich, voll in Gedanken versunken, in Richtung Arbeitszimmer. Plötzlich dreht er sich um die eigene Achse – er hat vergessen die Fenster zu schließen. Es ist empfindlich kalt geworden.

Am Nachmittag macht er einen kleinen Spaziergang durch den Kurpark. „Was ein Jammer" findet er, „die Magnolien sind heute Nacht erfroren". Er hatte extra die Kamera mitgenommen, da im vergangenen Jahr die Blütenpracht jeden Spaziergänger verzückt hatte. Schade. Als er nach Hause kommt, spürt er ein starkes Bedürfnis nach Motivation. Er entscheidet sich für Udo Lindenberg und lässt sich in Horizontallage beschallen: „Dröhnland Symphonie." Nach kurzer Zeit krabbelt er aus seiner Relaxliege, blickt auf das Display und liest Titel wie „Höllenfahrt", „Bett-Man", „Bis ans Ende der Welt" und „Svenska Flicka". „Svenska was?" will er wissen. Sein Translator klärt ihn auf: „Schwedisches Mädchen". Das ist das Stichwort. Er hat von dem Sonderweg der Schweden gehört, die mit einer Art Durchseuchung der Bevölkerung Herr über das Virus bleiben wollen. Ein gewagtes Unterfangen, aber, Paul blickt vor sich hin: „Wer nicht wagt, der kann auch nicht gewinnen."

Es gibt Etliches in der deutschen Corona-Strategie, das er nicht so richtig nachvollziehen kann. Aber eines wurmt ihn ganz besonders: Die sogenannte Datenlage. Und die beginnt mit der Definition einzelner Parameter. „Was veröffentlichen die denn Tag für Tag für Zahlen? Gibt es denn keine verständliche und transparente Definition von Corona-Tote?" Als er dann noch von „gestorben an" und „gestorben mit" liest, ist sein Entsetzen perfekt. „Was ein Affentheater" flucht er, „die werfen mit Begrifflichkeiten, Prozentzahlen und Steigerungsraten um sich, jeder gerade so, wie es ihm in den Kram passt." Für ihn ist klar, dass das nur für Verwirrung in der Bevölkerung sorgen kann.

„Warum stellt sich eigentlich das RKI gegen die in der Praxis bewährte Obduktion von Toten?" „Mortui vivos docent – die Toten lehren die Lebenden" gilt bisher für die Rechtsmediziner. Und wie begründet das RKI seine ablehnende Haltung? Mit dem Risiko einer Aerosolbildung. „Schisser" befindet Paul, „wenn nicht mal die das Ansteckungsrisiko im Griff haben." Als der RKI-Boss Professor Wieler dies auch noch so im TV begründet, fragt sich Paul: „Wird der als Sprachrohr seiner Chefin missbraucht? Das klingt doch stark nach einer Ausrede". Er ist sich ziemlich sicher, „dass Wieler in den nächsten Tagen wieder zurückrudern wird. Das wäre ja nicht das erste Mal. Auch mit den Gesichtsmasken hat dieser Typ eine volle Kehrtwendung hingelegt. Wenn der so weiter macht, glaubt dem bald keiner mehr. Und die Regierung kommt damit auch mehr und mehr in Erklärungsnot."

Zudem kann Paul nicht nachvollziehen, wie Bundeskanzlerin und Bundesgesundheitsminister die Öffentlichkeitsarbeit zu der Bekämpfung einer Pandemie einem Wissenschaftler, besser gesagt einem Tierarzt, übergeben konnten. „Ein fataler Fehler", Paul ist davon überzeugt, „erstens ist das nicht die Aufgabe der Wissenschaft, und zweitens hat der die Überzeugungskraft einer Schlaftablette. Die Menschen von heute sind nicht mehr mit einem bloßen Professorentitel zu beeindrucken. Da muss schon mehr kommen."

Ein anderes Thema beschäftigt ihn gleichermaßen: Das dem Bundesinnenminister unterstehende Amt für Katastrophenschutz. Da Paul in seiner Jugend selbst jahrelang dort dienen durfte, fragt er sich, warum man denn von diesem bisher überhaupt nichts gehört hat: „Vielleicht ist es in den letzten Jahren aufgelöst worden?" Er geht auf die Webseite des Bundesinnenministeriums und findet zu seiner Überraschung eine klare Aufgabenbeschreibung:

„Erfüllung der Aufgaben des Bundes im Bevölkerungsschutz insbesondere ergänzender Katastrophenschutz, Maßnahmen zum Schutz der Gesundheit, Schutz von Kulturgut bei bewaffneten Konflikten, Trinkwassernotversorgung; Planung und Vorbereitung von Maßnahmen der Notfallvorsorge und Notfallplanung, der Zusammenarbeit von Bund und Ländern bei besonderen Gefahrenlagen, Koordination des Krisenmanagements; Psychosoziales Krisenmanagement; Planerische und konzeptionelle Vorsorge zum Schutz kritischer Infrastrukturen; Katastrophenmedizin; Warnung und Information der Bevölkerung, Betrieb des modularen Warnsystems (MoWaS) und der Warn-App NINA."

„NINA? Davon habe ich noch nie was gehört. Wahnsinn", Paul fallen fast die Augen aus dem Gesicht, „haben wir etwa keine besondere Gefahrenlage? Was macht eigentlich diese Behörde? Die müsste doch prädestiniert sein für die Unterstützung der Bundeskanzlerin und der Bundesregierung. Herr Seehofer, was hast du da für einen Beamtenapparat gepampert? Ohne Worte."

Wer Paul kennt, wäre nicht überrascht gewesen, wenn dieser nun plötzlich laut losgelacht hätte. Aber danach ist ihm heute nicht zu Mute. Auch in den Aha-News findet er nichts, was ihn aufmuntern könnte. „Mist" knurrt er, „warum steigere ich mich so in dieses Thema hinein? Oder ist das nur eine Flucht vor deinen eigenen Problemen?" Paul verstummt und versucht sein Selbstgespräch so schnell wie möglich zu beenden: „Wenn du die Tage mal Zeit haben solltest, könntest du ja darüber nachdenken. Für heute ist es wohl zu spät."

Im TV wird über eine historische Sitzung des Bundestags berichtet. Danach gibt es ein gigantisches Corona-Hilfspaket mit einem Gesamtvolumen von siebenhundertfünfzig Milliarden Euro, mit Krediten für Unternehmen, Soforthilfen für Krankenhäuser und Solo-Selbstständige. Dafür wird Deutschland einhundertsechsundfünfzig Milliarden Euro neue Schulden aufnehmen. „Das ist doch eine Hausnummer" stellt Paul fest, „und wer muss letztendlich dafür aufkommen? Genau, wir, das zahlende Volk, sauber." Ohne zu zögern greift er sich das Telefon und schreckt Paulson auf: „Du Stem, hast du das gehört? Das muss doch kommentiert werden." „Habe bereits damit begonnen" erwidert dieser, „das kann man wirklich nicht so stehen lassen. Kurze Zeit später ist im Netz zu lesen:

„Wer soll das bezahlen? Wer hat das bestellt? In der Vor-Corona-Zeit galt das Prinzip, dass der bezahlt, der bestellt hat. Hat zumindest das Ordnungsamt mir so mitgeteilt, als meine Garage zugeparkt war. Wer hat die pauschale Entschleunigung in unserer Bundesrepublik beauftragt? Frau Merkel? Herr Spahn? Oder all die Guten und Besorgten, die ja nur ALLE schützen wollten? Okay, Frau

Merkel und Herrn Spahn allein in die Verantwortung für die Rückzahlung der Neuverschuldung von zig Milliarden Euro zu nehmen, dürfte nicht nur rechtlich ziemlich problematisch werden. Es bleiben eigentlich nur noch die anderen Auftraggeber. Schwarmverhalten hat eben seinen Preis. Oder? Um es klar und deutlich zu sagen: Jeder Corona-Tote ist ein Toter zu viel. Keine Frage. Aber auch jeder, der dank eines sehr merkwürdigen Krisen-Managements nun jahrelang bluten muss, ist ein Opfer zu viel. Schon vergessen? Wir hatten Vollbeschäftigung. Vorher. Wahrscheinlich wird es in absehbarer Zeit zu einer Rücknahme der pauschalen Verbote kommen. Ist sicher gut so, beispielsweise für die Frauen, die zwischenzeitlich die Frauenhäuser übervölkert haben. War das Virus die Ursache für die häusliche Flucht? Und viele Kinder werden froh sein, wenn sie wieder ein regelmäßiges Essen bekommen. Zuhause kann auch die Hölle auf einen warten. Ist sicher auch gut für viele kleine Selbstständige, die nicht auf Dauer von der Stütze beziehungsweise dem Pump existieren können. „Sorry" an alle die anderen, die ich aus Platzgründen hier nicht namentlich aufführen kann. Ich weiß, es sind verdammt viele. Wird es bald neue Regeln geben für die Beauftragung und Bezahlung? Zum Abschluss noch eine kleine Frage: Wo hat denn unser pfiffiger Finanzminister plötzlich das viele Geld her? Hat der etwa schon vorher gebunkert? Wäre nicht schön, haben wir doch von Frau Merkel gehört, dass Hamster-Verhalten nicht zu unseren Grundwerten passen würde."

Als Paul dies überflogen hat, fühlt er sich besser. Hinzu kommt, dass Line wieder aufgetaucht ist und sich bereit erklärt hat, ihn bei seinem Spaziergang zum Apothekergarten zu begleiten. Zu zweit macht das doch viel mehr Spaß.

Draußen ist es ziemlich kalt geworden, obwohl die Sonne scheint. „Die ist gut für die Produktion von Vitamin D" doziert Paul, „das hilft unserem Immunsystem auf die Beine." „Du hast doch für alles eine passende Begründung, also warum nicht auch dafür" kontert

Line und hakt sich bei ihm unter. In diesem Moment erinnert sich Paul an ein Zitat von Oscar Wilde: „Am Ende wird alles gut, und wenn es nicht gut wird, dann war es noch nicht das Ende." Nach zwei Stunden an der frischen Luft fühlen sich beide besser. Und, über Corona haben sie nicht ein Wort verloren.

Kaum zu Hause angekommen verfallen Line und Paul wieder in alte Gewohnheiten. Sie stöbern ziemlich ziellos im Internet rum, jeder auf seinen Lieblingsportalen, bis sie dann doch wieder bei „Corona" landen. Fast zeitgleich lesen sie, dass Kanzleramtsminister Helge Braun per Interview mit dem Berliner Tagesspiegel bekannt gegeben hat, dass die Maßnahmen zur Eindämmung des Coronavirus in Deutschland zwei Wochen länger als zunächst geplant laufen werden." „Paul, ist das nicht der Dicke mit dem runden Kopf?" will Line wissen. „Jaja" antwortet dieser, „schön, dass man das auch mal erfährt. Es geht ja nur um unsere Zeit." „Denkst du, dass wir dieses Jahr zumindest einmal noch verreisen können?", Line blickt ziemlich traurig zu ihm. „Du hast vielleicht Fragen. Ich bin nicht der liebe Gott und auch kein Prophet. Aber, wenn ich meinem Bauch folge, können wir vielleicht ab Mitte des Jahres mit dem Auto ein bisschen in Deutschland herumkurven. Fliegen halte ich für zu gefährlich und Bahnfahren sowieso. Dort sitzen die Leute viel zu gedrängt aufeinander. Aber, ich sage noch einmal, ich bin kein Prophet."

Line blickt ihn mit einem perfekt geschminkten Pokerface an: „Das weiß ich auch. Nicht erst seit heute."

Kapitel 11

Home of Wahnsinn?

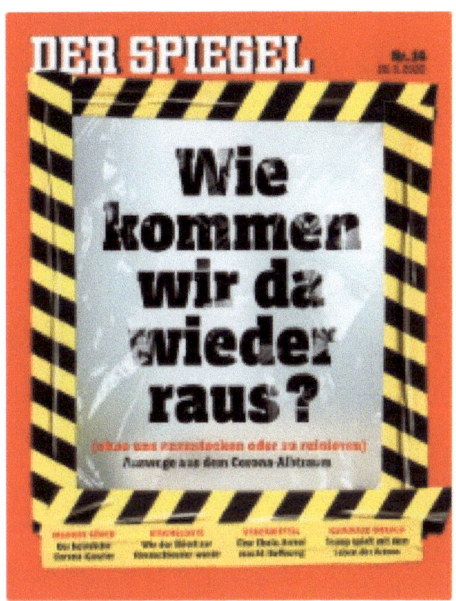

14 / 2020

Wie kommen wir da wieder raus?

30.03. bis 05.04.

„Also eines muss man den SPIEGEL-Leuten zugestehen, die können echt gute Fragen stellen: Wie kommen wir da wieder raus? Ohne uns anzustecken oder zu ruinieren, Line hast du gehört?" „Paul, ich will auch mal wieder raus, nach Spanien oder so. Das Ganze geht mir mittlerweile so auf den Keks. So habe ich mir wirklich nicht meine zweite Lebenshälfte vorgestellt. Die können uns doch nicht ewig einsperren."

Paul ist voll genervt, holt tief Luft und beginnt einen längeren Vortrag: „Mich kann überhaupt niemand einsperren. Die Gedanken sind frei. Und wenn ich mich mental nach Andalusien beame, dann kann mich auch keine Merkel daran hindern. Und was ich dann dort mache, liegt ausschließlich an mir. Vielleicht stelle ich mir vor, am Strand bei Emilio zu sitzen und einen leckeren Salzfisch zu killen. Oder ich sitze auf einer Dachterrasse in Malaga und lasse mich bei einem traumhaften Sonnenuntergang so etwas wie Freiheit fühlen. Dort oben gibt es keine Viren und keine Verbote, zumindest in meinem Kopf. Also lass dir was einfallen, gehe zu deinen Orang-Utans oder wohin es dich auch immer ziehen mag. Du kannst alles tun, nur bitte eines nicht, hier rum zu jammern. Die Rente ist sicher, hat schon Norbert Blüm gesagt, und so ist es auch, zumindest in den nächsten Jahren. Du, ich, wir haben keine existenziellen Sorgen. Das können nicht alle in diesem Lande von sich sagen. Howgh, ich habe gesprochen." Line schüttelt den Kopf: „Jetzt hat es den vollends erwischt. Scheiß-Virus."

Paul sitzt in seinem Arbeitszimmer vor dem Notebook und kämpft mit den letzten Kapiteln seines neuen Buches. Er ist ein Mensch, der sich vor kaum einer Arbeit scheut, aber wenn es darum geht, so die letzten zehn bis fünfzehn Prozent fertig zu machen, verlässt ihn leicht die Motivation. Dann beginnt ein innerer Kampf. In lichten Momenten bezeichnet er diesen auch als Krampf. Und genauso fühlt es sich im Moment an. Er hat etliche Kapitel zustande gebracht mit denen er zufrieden ist. Die sind nur so auf die Tastatur geflutscht. Aber nun, das letzte und auch vorletzte Kapitel, es fällt ihm einfach nichts Prickelndes ein. Im Hintergrund läuft Udo Lindenberg mit „Nothing but a Vacuum". Als dann noch „Rudi Ratlos" folgt, dreht er seine Relaxliege in Richtung Fenster, legt sich hin und schaut nach draußen. Die Sonne scheint. Dort ist alles so hell, in seinem Hirn ist dagegen alles nur grau.

Er schließt die Augen: Was sieht er? Markus Söder beim Turteln mit Angela Merkel. Das muss nun wirklich nicht sein. Abrupt erhebt er sich, öffnet den obersten Schub des Schreibtischs und kramt nach seiner Schlafbrille. Endlich, er hat sie gefunden und liest: Air Namibia. Das ist wie ein Sechser im Lotto. Er legt sich wieder hin, nimmt seine Hörgeräte aus den Ohren, fixiert die Schlafbrille und sitzt plötzlich im Bus Richtung Swakopmund. Von dort aus geht die Reise weiter in Richtung Norden zum Etosha-Park. Elefanten, Kudus, Giraffen, Springböcke und Zebras kreuzen den Weg. „Es ist gleich Sieben", hört er Line rufen, „du wolltest doch auch die HEUTE-Sendung sehen." „Jaja", murmelt Paul, „ich bin unterwegs".

Außenminister Heiko Maas erklärt: „Von den etwa zweihunderttausend wegen der Corona-Krise im Ausland gestrandeten Deutschen sind bisher einhundertfünfundsiebzigtausend wieder in der Heimat." „Schön" kommentiert Paul, „dann sind wir ja fast wieder vollzählig." Bevor Line ihm ins Wort fallen kann, blickte er stur nach vorne in Richtung Bildschirm und hält sich den ausgestreckten Zeigefinger vor den Mund.

Nach den Nachrichten einschließlich Sondersendung eröffnet Paul Line, dass er nun beginnen werde, Tag für Tag die wichtigsten Daten über die Entwicklung von Corona zu sammeln. „Das wird bestimmt deine nächste Excel-Tabelle, oder? Sehe ich das falsch?"

„Nein" hört sie, „du liegst richtig. Ich mache das so lang, vielleicht ein oder zwei Monate, bis ich klarer sehe wohin die Reise geht. Und ich nehme ausschließlich meine eigenen Daten. Zu dem RKI mit seinem Vorturner Wieler habe ich kein Vertrauen, die sagen heute hi und morgen hott, so nach dem Motto von Konrad Adenauer, was kümmert mich mein Geschwätz von gestern. Ich verlasse mich lieber auf mich selbst. Was meinst du dazu?" „Ich" erwidert Line, „werde erst mal abwarten, was bei dir herauskommt. Du verstehst?" Das ist zwar nicht die Antwort, die Paul sich gewünscht hat, aber es ist eine Aussage, die zu Line passt. „Okay" resümiert er, „dann kann ich mich jetzt ja an die Arbeit machen."

Datum	Infizierte weltweit	Plus Infizierte zum Vortag	Tote weltweit	Plus Tote zum Vortag	Infizierte Deutschland	Plus Infizierte zum Vortag	Tote Deutschland	Plus Tote zum Vortag	Wochen-Tag
27.03.20	529.591		23.970		43.938		267		Fr
28.03.20	598.237	68.646	27.762	3.792	50.871	6.933	351	84	Sa
29.03.20	660.706	62.469	30.651	2.889	57.675	6.804	433	82	So

Paul liebte schon immer Rohdaten, absolute Zahlen zu Beginn einer Analyse. Die versucht er dann mit gesundem Menschenverstand zu interpretieren und gegebenenfalls weiter zu verarbeiten. So auch hier. „Hm", er überlegt kurz, „84 und 82 Tote bundesweit pro Tag sind ja noch nicht die Welt. Zudem weiß man ja nicht, ob es Tote „mit Corona" oder „durch Corona" sind. Aber, natürlich, jeder Tote ist einer zu viel. Keine Frage."

Als er Line darüber informiert, scheint diese auch überrascht zu sein. „Was" meint sie, „und dann machen die so ein Gedöns, fahren unser ganzes Leben herunter. Ich habe mir das viel schlimmer vorgestellt." „Ich auch" stimmt Paul ihr zu, „die Bilder von Bergamo haben ihre Wirkung nicht verfehlt. Da sieht man mal wieder, wie leicht wir Menschen manipuliert werden können." „Wem sagst du das" ergänzt Line, „der Trump ist da Meister drin. Der spielt auf dem Klavier der Sozialen Medien wie ein Weltmeister. Und seine Fangruppe wächst und wächst." Paul ist plötzlich hellwach: „Hör mir auf mit Instagram, Twitter und Facebook, die gehen mir voll auf den Geist." „Na ja" ermahnt ihn Line, „mit WhatsApp bist du ja auch ganz fleißig unterwegs, oder täusche ich mich?" „Ich weiß" gibt er kleinlaut zu, „WhatsApp gehört zu Facebook. Die haben uns alle im Sack, die einen früher, die anderen später."

A nächsten Tag herrscht Stille, kein TV, kein Radio. Line sitzt auf der Couch, scheint zu lesen. Aber was? Paul rätselt herum, will sie aber nicht stören und greift sich dafür seinen neuen SPIEGEL, der noch jungfräulich auf ihn wartet: „ISCHGL-GATE – Wie der Skiort zur Virenschleuder wurde". Kaum in der Mitte des Heftes angekommen stutzt er: „Home of Wahnsinn." Was er dann zu lesen bekommt, versetzt ihn erstmal in tiefes Schweigen. „Unglaublich" murmelt er vor sich hin, „das kann nicht wahr sein. Genau dort, wo meine zweite Karriere als Skifahrer begann, hat dieses Virus seine Reise in die große Welt angetreten. Hammerhart."

Paul lehnt sich zurück, das Kreuzbein zwickt ihn mal wieder, er schließt die Augen und sieht die herrliche Bergwelt zehn Kilometer hinter Ischgl, das Silvretta Gebiet mit strahlender Sonne, bestens präparierten Pisten, gemütlichen Berghütten, fröhlichen Menschen, meist Familien mit Kind und Kegel, ihr Hotel, direkt an der Talstation. Was haben sie hier schon Spaß gehabt, an der frischen Luft, beim Ziehen ihrer Spuren im Schnee. Und nun? Ein Ort des Grauens. Oder wie die SPIEGEL-Redakteure formulieren, „Ischgl steht nun für Unvermögen, Skrupellosigkeit und Gier". Es sieht nach Totalversagen der Behörden, Liftbetreiber, Groß-Hoteliers aus, und jeder schiebt die Schuld auf die anderen, so lange, bis nur noch einer übrig bleibt, und das ist ein junger Barkeeper.

Bereits Ende Februar hatte ein Ischgl-Heimkehrer Corona-Symptome gemeldet. Es sollte bis Mitte März dauern, bis der österreichische Bundeskanzler Kurz vor die Presse tritt und verkündet: „Das Tiroler Paznauntal und die Gemeinde St. Anton am Arlberg werden ab sofort isoliert." Kurze Zeit danach ist auf den Transitstrecken nach Deutschland der Teufel los. Alle wollen nur noch eines: Nichts wie weg. Dass zwischenzeitlich der DAX mehr als tausend Punkte verloren hat, ist im allgemeinen Chaos untergegangen.

Plötzlich steht Line hinter Paul und sagt: „Warum hast du mir nichts von der Gefahr aus der Höhle erzählt?" Paul schaut sie entsetzt an: „Was, welche Höhle? Ich habe keine Ahnung was du meinst. Ich habe soeben von der Hölle gelesen, und die ist in Ischgl. Ja, du hast richtig gehört, Ischgl." Line schüttelt den Kopf, jetzt kapiere ich gar nichts mehr, aber hör erst mal mir zu. Okay?" „Ja", sagt Paul etwas gequält, „dann schieß los."

„Der Ausbruch des Covid-19-Erregers war kein unglücklicher Zufall. Artensterben, Naturzerstörung und Klimawandel erhöhen das Risiko, dass neue Seuchen von Tieren auf den Menschen überspringen." Line macht eine kurze Pause: „Der amerikanische Wissenschaftsautor David Quammen hat in der New York Times auch geschrieben, dass unsere Pandemie Teil eines Musters von Entscheidungen sei, die wir Menschen treffen. Paul, das ist ja furchtbar." „So ist es wohl", bestärkt sie dieser, „auch das ist von Menschenhand gemacht. Es scheint, wir Menschen können zwar Vieles, nur eines nicht, aus Fehlern der Vergangenheit zu lernen. Es ist fast zum Verzweifeln. Aber", Paul schaut nun ziemlich ratlos zu Line, „wenn du das von Ischgl dann noch liest, hilft wahrscheinlich nur noch eine Flasche Wein."

„Alkohol hat noch nie Probleme gelöst" meint Line, „eher Probleme verursacht. Aber so, wie es jetzt aussieht, kannst du wirklich zur Tat schreiten. Mir ist eh schon ganz schlecht." Paul gehorcht gerne und muss sich nur noch entscheiden: Primitivo oder Gran Reserva. „Hallöchen" kommt ihm in den Sinn. Er hatte sich in den letzten Tagen weitere Alben von Udo Lindenberg angehört und ist noch immer begeistert von der Bandbreite und Vielfalt dessen Schaffens. „Er prostet Line zu: „Auf unser Immunsystem – und

Udo, ein echter Künstler". „Überlebenskünstler" korrigiert ihn diese.

Zum Wochenende hin entscheiden die Beiden sich zu einem größeren Spaziergang rund um die Kurstadt mit dem Ziel „Schöne Aussicht". Die Sonne lacht am Himmel und hätte eigentlich ein gutes Omen für einen entspannten Nachmittag sein müssen. „Hätte, hätte, Fahrradkette", schreibt Paul am späten Abend in sein Tagebuch, „ich weiß auch nicht, warum wir uns quasi wie aus heiterem Himmel heraus hirnlos ineinander verbissen haben. So ein Quatsch. Und was ist das Ergebnis? Line hat sich wieder in ihre Gemächer zurückgezogen, und ich martere mir das Hirn über das Warum. Jaja, warum ist die Banane krumm? Blöde Frage. Genauso blöd wie unser Verhalten heute Nachmittag. Vielleicht liegt das aber auch an diesem Mist-Virus. Das hat sich so in unsere Hirne eingefressen, dass wir gar nicht merken, wie wir davon gesteuert werden. Stress pur. Und genau den können wir in diesen Zeiten überhaupt nicht gebrauchen. Kein Wunder, dass nach Alledem das Virus sich breit und breiter machen kann. Es ist wie ein Teufelskreis."

Paul schreibt sich all seinen Frust von der Seele. Das ist Teil seiner Strategie der Frustbewältigung. Dabei hat er vergessen, dass er mit Line eigentlich über die Aha-News „Corona und das glückliche Japan" sprechen wollte.

Home of Wahnsinn? Er schüttelt den Kopf: „Genau wie im SPIEGEL beschrieben".

Kapitel 12

Ostern mal ganz anders.

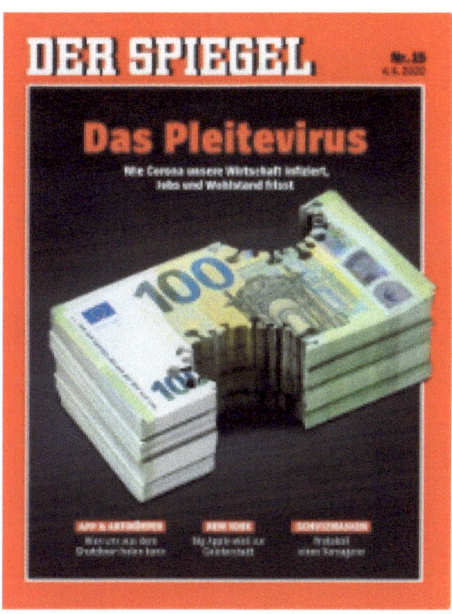

15 / 2020

Das Pleitevirus

06.04. bis 12.04.

Paul hat fleißig Daten gesammelt, und zwar jeweils um die Mittagszeit herum, damit diese auch vergleichbar sind. Natürlich weiß er um die Schwächen der Datenerhebung, in Brasilien ticken die Uhren nun einmal anders als in der Türkei oder in Schweden. Aber, er muss diese Ungereimtheiten ja nicht noch verstärken. Punkt Highnoon sitzt Paul an seinem Notebook und notiert sich die tagesaktuellen Zahlen. Irgendwie findet er das auf der einen Seite spannend, auf der anderen Seite aber auch entspannend, denn es lenkt ihn von Problemen ab, die sein Leben schwer machen.

Datum	Infizierte weltweit	Plus Infizierte zum Vortag	Tote weltweit	Plus Tote zum Vortag	Infizierte Deutschland	Plus Infizierte zum Vortag	Tote Deutschland	Plus Tote zum Vortag	Wochen-Tag
27.03.20	529.591		23.970		43.938		267		Fr
28.03.20	598.237	68.646	27.762	3.792	50.871	6.933	351	84	Sa
29.03.20	660.706	62.469	30.651	2.889	57.675	6.804	433	82	So
30.03.20	720.117	59.411	33.925	3.274	62.095	4.420	533	100	Mo
31.03.20	782.365	62.248	37.582	3.657	66.885	4.790	645	112	Di
01.04.20	857.487	75.122	42.107	4.525	71.808	4.923	775	130	Mi
02.04.20	932.605	75.118	46.809	4.702	77.872	6.064	920	145	Do
03.04.20	1.016.534	83.929	53.164	6.355	84.794	6.922	1.107	187	Fr
04.04.20	1.119.109	102.575	58.955	5.791	91.159	6.365	1.275	168	Sa
05.04.20	1.204.246	85.137	64.806	5.851	96.092	4.933	1.444	169	So

Die Zahlenreihen sprechen eine klare Sprache. Das Virus ist trotz Lock-Down auf dem Vormarsch, und mit ihm steigt die Zahl der Opfer: In Deutschland knapp einhunderttausend Infizierte und mittlerweile mehr als vierzehnhundert Tote, Tendenz zunehmend. Und in der großen weiten Welt? Das Virus scheint dort überhaupt keine Grenzen zu kennen: Mehr als eine Million Infizierte.

Danach darf Paul seine eigenen Grenzen erfahren. Einer seiner Lehrmeister hatte ihn in Verbindung gebracht mit einer renommierten Literatur-Agentur in München. Es galt kurzfristig ein vier- bis sechs-seitiges Handout über sein neues Buch zu produzieren, quasi als Eintrittskarte in die von ihm gewünschte Zusammenarbeit mit Profis. Er hatte dafür eine Nachtschicht eingelegt und ist nun voll frustriert. Die Inhaberin der Agentur hatte ihm in wenigen Worten am Telefon mitgeteilt, dass seine Texte zum einen viel zu intim wären, zweitens, dass sie persönlich große Probleme sähe, eine Zielgruppe für ein Buch mit dem Titel „Das Salz in meiner Suppe" zu finden. Drittens verspräche sein Name keine potenziellen Käufer, da es ihm wohl kaum gelänge, in eine Talkschau à la „3 nach 9" eingeladen zu werden. Und ohne Marketing wäre eine Buchproduktion von vornherein ein Verlustgeschäft. „Es tut mir leid" klingt in seinen Ohren nach, „in Corona-Zeiten gibt es keine Wunschkonzerte".

„Noch Fragen?" will er von sich wissen und entscheidet trotzig: „Dann mache ich es eben wieder allein mit myBoD. Es soll trotzdem etwas ganz Besonderes werden. Ein Geschenk, ein ganz persönliches Geschenk für Freunde, wirklich gute Freunde. Und das zu Weihnachten." Diese Idee gefällt ihm. Und wer hat ihn dazu inspiriert? Genau, die erfahrene Dame aus München. „Grüße nach München", für Paul ist die Welt plötzlich wieder in Ordnung.

Dienstagabend, kurz vor den ARD-Nachrichten, liest er: „Der Hamburger Rechtsmediziner Klaus Püschel, der mit seinem Team die Opfer der Hansestadt obduziert, hält die Angst vor dem Virus für überzogen. In Hamburg sei bisher kein einziger nicht vorerkrankter Mensch an dem Virus gestorben, sagte er der Hamburger Morgenpost. Alle, die wir untersucht haben, hatten Krebs, eine chronische Lungenerkrankung, waren starke Raucher oder schwer fettleibig, litten an Diabetes oder hatten eine Herz-Kreislauf-Erkrankung. Das Virus sei in diesen Fällen der letzte Tropfen gewesen, der das Fass zum Überlaufen gebracht habe. In Hamburg sind bisher zwanzig Menschen an dem Corona-Virus gestorben."

Das findet er hoch interessant, denn dieser Rechtsmediziner ist genau derjenige, der sich nicht vom RKI hatte einschüchtern lassen, die vor Obduktionen von Corona-Leichen gewarnt hatten. Professor Püschel tat einfach das, was er für richtig hielt. Auffallend sind auch die klaren Worte, die dieser wählt, und mit denen er sich deutlich vom Kollegen Wieler abhebt. Andererseits fühlt Paul sich aber auch verunsichert in der ganzen Sache. Wem kann er eigentlich noch glauben? Den einen, derer sich Frau Merkel gern bedient, also Wieler, Drosten, Lauterbach und Co, oder den anderen, die vor zu viel Panikmacherei warnen? Schwer zu entscheiden. „Auf jeden Fall" so Paul, „nicht einzelnen Medien oder den TV-Anstalten, die sich in ihrer Sensationsgeilheit geradezu überschlagen. Zumindest die meisten". Er spürt ein ziemlich ungutes Gefühl im Bauch.

Gut, dass er kurz darauf von Stem in Beschlag genommen wird, der ihm seinen Entwurf eines Beitrags zu Corona zugemailt hat. Titel: „Gedanken zum Osterfest". „Wie passend" ist die erste Reaktion von Paul. Er liest:

„Nachdem uns das Ekelvirus Corona das Osterfest ziemlich verhagelt hat, möchte ich an dieser Stelle unserem Krisenmanagement unter Leitung von Frau Merkel Anerkennung zollen. Besonders gut finde ich, wie es gelungen ist, die untergeordneten Behörden und Ämter zu aktivieren. Alle Hochachtung. Das lässt hoffen für unsere Zukunft. Ich denke, andere Länder wären froh, wenn sie so eine handlungsfähige Regierung einschließlich Verwaltungsapparat hätten. Okay das Hin und Her mit den Schutzmasken will ich mal vergessen. Zur Vorsorge für die nächste Krise habe ich hierzu einen konkreten Vorschlag. In Lorch am Rhein gibt es ein mächtiges Depot unter der Erde. Ich nehme an, unsere Verteidigungsministerin kann sich erinnern, dass die Bundeswehr dieses besenrein übergeben hat. Und da direkt vor Ort auch ein leistungsfähiges Transportunternehmen beheimatet ist, könnte die Frage der Transportlogistik leicht beantwortet werden. Ich bin mir sicher, zumindest das Bundesland Hessen könnte von hier aus ausreichend mit Schutzmasken, Schutzkleidung etc. versorgt werden. Einen Wunsch habe ich noch für Ostern. Wie wäre es, wenn uns Frau Merkel am Dienstag nach Ostern mit einer Art Osterkalender überraschen würde. Jede Woche ein neues Türchen, das sich öffnet und uns wieder unsere Freiheitsrechte zurückgibt. Wäre super. Vielleicht klappt das so im Wochenrhythmus bis November. Dann könnten wir wieder zur Normalität mit dem üblichen Adventskalender zurückkehren."

Paul ist überrascht. Stem hat einen deutlich positiveren Blick auf das Krisenmanagement von Frau Merkel als er. Interessant. Mit Line will er besser nicht darüber sprechen, da diese allein schon genervt ist, wenn er jeden Tag überpünktlich zur Mittagszeit zu seinem Notebook eilt. „Man kann es auch übertreiben" ist einer der harmloseren Kommentare von ihr. Das hält ihn jedoch nicht davon ab, das zu tun, was er für richtig hält.

Und genau das macht Paul auch am Nachmittag: Nachdem sie sich wieder wegen einer Nichtigkeit in die Wolle bekommen haben, schnürt er hastig seine Laufschuhe, wählt gezielt die Kultschuhe, die ihn einst in Berlin nach zweiundvierzig Kilometern ins Ziel getragen hatten, und begibt sich in Richtung Sonnenberg. Da er kein bestimmtes Ziel vor Augen hat, trottet er bei kühlen Temperaturen den gut befestigten Weg entlang. Dann führt ihn eine Art Eingebung links ab vom vorgezeichneten Pfad. Eine längere Steigung Richtung Café Waldacker steht bevor, die er noch verschärft, als er rechter Hand einen kleinen Steig erklimmt. „Geschafft", Paul japst wie in besten Tagen, nur diesmal reichen knapp einhundert Meter bergauf, um ihn an die Grenze seiner Leistungsfähigkeit zu bringen. Er geht langsam weiter. Plötzlich wird ihm bewusst, wo es ihn geradezu magisch hinzieht: Zum Hundegarten.

Erinnerungen werden wachen an tolle Zeiten mit Pauli, Chipsy, Kasper, Seppl und anderen Vierbeinern, die hier oben auf einem nach Südwesten gelegenen Hang herumtobten, ohne dass sich jemand über Hundegebell aufgeregt hätte. Paul kämpft mit seinen Emotionen bis Tränen über seine Wangen kullern. Als er am Garten ankommt, ist er einfach nur entsetzt: Das ganze Grundstück befindet sich in einem furchtbaren Zustand. Es sieht danach aus, dass die neuen Eigentümer sich Besitz und Pflege eines großen Obstgartens mit geräumigem Holzhaus anders vorgestellt hatten.

Pauls Sentimentalität weicht plötzlich purer Wut, die er mit einigen kräftigen Tritten gegen den maroden Gartenzaun auslebt. Dann hält er inne, schaut sich schuldbewusst um, und trottet von dannen. Einen Blick zurück gibt es jetzt nicht. „Nein, nein" redet er sich ein, „lasse dich davon nicht runterziehen, du bist hier, Kraft zu schöpfen und nicht, um der Vergangenheit nachzuweinen. Masomeni, ich weiß, du verstehst mich." Es dauert nicht lange bis er sich wieder besser fühlt. Bald darauf findet er sich auf einem verschlungenen Trampelpfad, der ihn in Richtung Neroberg führt.

Eigentlich hätte er nun zufrieden sein können, wenn nicht Schmerzen aus der hinteren Region sich gemeldet hätten. Nach einem kurzen Aufenthalt hinter einer mächtigen Eiche kennt er zwar nicht die Ursache, dafür aber eindeutige Symptome: Spuren von Blut. „Mist" knurrt er, „jetzt geht das wieder los. Und du dachtest, nach dem letzten Eingriff wäre alles im grünen Bereich. Träumer." Ein kurzes Lächeln überzieht sein Gesicht: „Jetzt verstehe ich endlich diese enorme Nachfrage nach dreilagigem Klopapier."

Zuhause angekommen begibt er sich schnurstracks ins Bad, entledigt sich seiner schweißnassen Laufsachen und setzt sich auf den Rand der Badewanne: „Was eine Wohltat". Er erblickt den SPIEGEL auf dem Fensterbrett. Die Headline für diese Woche lautet: Pleitevirus.

Damit dieses nicht auch seine Finanzen ruiniert, macht er sich nach einem längeren, wohltuenden Bad mit anschließender Wundversorgung an den regelmäßigen Status seiner Einnahmen und Ausgaben. Da sich die letzteren etwas verringert haben, zuhause Kochen ist deutlich günstiger als auswärts Futtern, die Einnahmen aber stabil geblieben sind, hellt sich schlagartig seine Stimmung auf. „Noch ist nicht alles verloren" resümiert er, „die leeren Regale bei ALDI, REWE und EDEKA haben auch eine positive Seite. Und das, was ich wirklich brauche, kann ich mir immer noch frisch auf dem Wochenmarkt besorgen."

Schon zu Beginn der allgemeinen Hysterie mit Hamsterkäufen hat Paul schnell reagiert und seine Besuche auf dem Wochenmarkt auf acht Uhr in der Früh terminiert. Zu dieser Zeit gibt es noch alles, und das ohne lästiges Schlange-Stehen. Damit hat er auch gelegentliche Probleme mit seinem Kreuzbein eingedämmt.

Paul führt gerne Selbstgespräche: „Was mir an Corona wirklich auf den Geist geht, ist diese Unsicherheit, dieses heute nicht wissen, was morgen passiert, wie sich die anderen Leute verhalten, die Braven, die Folgsamen, aber auch die Besserwisser, die Leugner und Verschwörungsfanatiker. Diese Abhängigkeit von äußeren Umständen, dieses Gefühl von Unfreiheit, dieses verfluchte Warten, das alles ist Gift für mich." Es ist nicht nur Gift für ihn, auch für seine Beziehung zu Line. Doch noch ist es nicht zu spät.

Als er vom Einkauf zurückkommt, fühlt er sich ganz gut: Auf dem Markt hat er alles bekommen, die Einkaufsliste ist abgearbeitet: Viel Gemüse, Obst, Maispoularde und ein ordentliches Stück Rohmilchkäse. Bei EDEKA sieht die Situation dagegen anders aus: Kaum mehr verbrauchsfertiger Salat, Butter, Mehl und Hefe – Fehlanzeige. Aber dafür gibt es wieder Klopapier, eine ganze Palette, direkt gegenüber den Sushi-Leckereien. „Alles paletti" juchzt Paul, „wenn es nun wieder dreilagiges Klopapier gibt, kann nichts mehr passieren." Als eine Frau mittleren Alters ihn merkwürdig anschaut hat er das Gefühl, von einem anderen Stern zu kommen. Er späht in deren Wagen - er ist jungfräulich leer – und zuckt nur kurz mit den Schultern. Da er an Kommunikation mit fremden Frauen nicht interessiert ist, begibt er sich zügig in Richtung Kasse, wo Abstandswächter dafür sorgen, dass die A-H-A-Regeln, Abstand halten, Hygiene beachten, Alltagsmaske tragen, eingehalten werden. „Wenn Goethe oder Schiller sehen könnten, was ihren Nachkommen alles beigebracht werden muss, wären sie wahrscheinlich dem

Wahnsinn nahe" denkt er sich und darf weiter an seinen persönlichen Defiziten arbeiten: Warten und Geduld üben. Er kann in diesem Moment nicht ahnen, wieviel Gelegenheit dazu er in den nächsten Monaten noch bekommen wird.

Das verlängerte Oster-Wochenende hätte ganz entspannt ablaufen können, wenn Paul sich nicht seiner Neugier hingegeben hätte, gänzlich alle Aha-News zum Thema „Corona" zu lesen, die vom 24.03. bis 10.04. publiziert worden waren: „Corona und der Experte; Corona und Stress; Corona ... wie funktioniert das wirklich?; Corona und nüchterne Zahlen; Lachen gegen Corona; Corona ... ein Kommentar; Corona: Das Immunsystem scharf stellen; Corona und die innere Festung; Corona und kuscheliges Wohlfühlen; Corona und molekülgesteuerte Affe; Corona – Ehrenrettung der Virologen; Corona – die Impfung; Wie oft lebt der Mensch?; Corona und das glückliche Japan; Corona ... COVID-19 ist NEU!; Corona und das Wunder Immunsystem; Corona in Hamburg; Corona? Immun! Corona, Immunsystem und Zucker."

Irgendwann hat Paul gelehrt bekommen, dass „Weniger Mehr wäre". Er überlegt: „Kann ich dem zustimmen? Einerseits nein, denn gesicherte Fakten mit Quellenangabe stellen einen soliden Fundus dar, den man beliebig weitervertiefen kann, sofern man dies möchte. Andererseits ja, denn diese Vielfalt kann einen ganz schön verrückt machen, zudem Einiges dabei ist, das ziemlich von den Verlautbarungen der offiziellen Organe abweicht. Also was tun? Das ist eine wirklich gute Frage" lobt Paul sich selbst, „hat dir dieses Schaffensmonster nicht auch beigebracht, dass es so etwas wie Eigenverantwortung gäbe? Also, mach dich schlau, treffe deine eigenen Entscheidungen und ziehe diese konsequent durch, zumindest, solange du dich sicher wähnst, auf dem richtigen Weg zu wandeln."

Trotz alledem ist Paul weiterhin ziemlich irritiert von dem Geschehen in der Welt, insbesondere auf den Weltmärkten. Denn dort hat Corona einen extremen Geldregen ausgelöst: Der IWF stellt

Anfang März fünfzig Milliarden Dollar für ärmere Länder zur Verfügung; der Ölpreis bricht kurz danach ein, vergleichbar mit 1991; Gold erreicht seinen Höchststand seit sieben Jahren; die US-Notenbank kündigt Hilfen von bis zu eineinhalb Billionen Dollar für US-Banken an; die Bundesregierung verkündet einen unbegrenzten Kredit- und Garantierahmen für die Wirtschaft; der Dow-Jones-Index bricht ein wie am berühmt-berüchtigten „Schwarzen Montag" 1987; ein EZB-Notfallprogramm über siebenhundertfünfundachtzig Milliarden Euro wird aufgelegt für Staats- und Unternehmensanleihen bis Ende 2020; der Bundestag beschließt ein Rettungspaket von siebenhundertfünfzig Milliarden Euro; der US-Kongress verabschiedet Ende März ein Hilfspaket über zwei Billionen Dollar.

Paul lehnt sich in seiner Komfortzone, sprich Relaxliege, zurück, Millionen, Milliarden, Billionen Euros und Dollars schwirren durch seinen Kopf. Er hadert mal wieder mit Frau Merkel: „Könnte es sein, dass du dir da ein neues Feindbild aufbaust?" fragt er sich, wohlwissend, dass zögerliches Handeln ihn zur Weißglut bringen kann. Er kann einfach nicht nachvollziehen, dass es diesmal kein „Wir schaffen das" gegeben hat, dass nicht einmal über Exit-Strategien nachgedacht werden darf. Nein, im Kanzleramt ist Totenstille eingekehrt. Der junge Kanzler Österreichs, Sebastian Kurz, zeigt da viel mehr Mumm und stellt seine Exit-Strategie vor. Vielleicht haben ihn die Chinesen dazu ermutigt, die es, wenn man den neuesten Informationen glauben kann, geschafft haben, in Wuhan das Virus unter Kontrolle zu bringen. Zumindest hört man, dass dort der Shut-Down mittlerweile beendet worden sei.

„Ob wir so etwas bei uns in diesem Jahr noch erleben werden?" Pauls Zweifel sind nicht weniger geworden.

Kapitel 13

Nichts als Krampf?

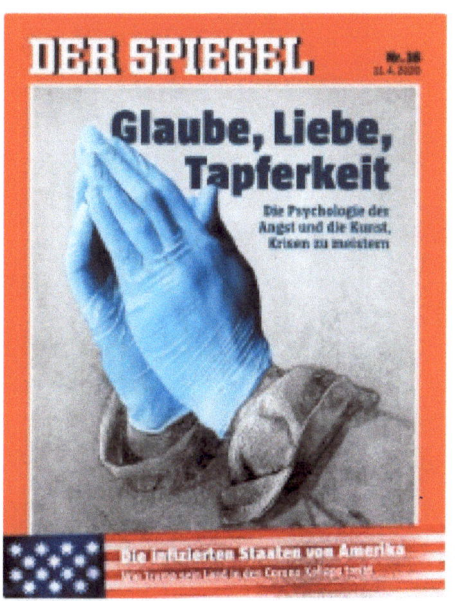

16 / 2020

Glaube, Liebe, Tapferkeit

13.04. bis 19.04.

Es regnet. „Haben wir das Schlimmste bereits hinter uns?" Nicht nur Paul stellt sich diese Frage. Betrachtet man die Entwicklung

Datum	Infizierte weltweit	Plus Infizierte zum Vortag	Tote weltweit	Plus Tote zum Vortag	Infizierte Deutschland	Plus Infizierte zum Vortag	Tote Deutschland	Plus Tote zum Vortag	Wochen-Tag
27.03.20	529.591		23.970		43.938		267		Fr
28.03.20	598.237	68.646	27.762	3.792	50.871	6.933	351	84	Sa
29.03.20	660.706	62.469	30.651	2.889	57.675	6.804	433	82	So
30.03.20	720.117	59.411	33.925	3.274	62.095	4.420	533	100	Mo
31.03.20	782.365	62.248	37.582	3.657	66.885	4.790	645	112	Di
01.04.20	857.487	75.122	42.107	4.525	71.808	4.923	775	130	Mi
02.04.20	932.605	75.118	46.809	4.702	77.872	6.064	920	145	Do
03.04.20	1.016.534	83.929	53.164	6.355	84.794	6.922	1.107	187	Fr
04.04.20	1.119.109	102.575	58.955	5.791	91.159	6.365	1.275	168	Sa
05.04.20	1.204.246	85.137	64.806	5.851	96.092	4.933	1.444	169	So
06.04.20	1.276.302	72.056	69.527	4.721	100.123	4.031	1.584	140	Mo
07.04.20	1.350.523	74.221	74.856	5.329	103.375	3.252	1.810	226	Di
08.04.20	1.432.577	82.054	82.195	7.339	107.663	4.288	2.016	206	Mi
09.04.20	1.498.833	66.256	89.733	7.538	113.296	5.633	2.349	333	Do
10.04.20	1.602.885	104.052	95.745	6.012	118.235	4.939	2.607	258	Fr
11.04.20	1.701.718	98.833	102.867	7.122	122.171	3.936	2.736	129	Sa
12.04.20	1.781.127	79.409	108.994	6.127	125.452	3.281	2.871	135	So-Ostern

der Zahl der täglich neu Infizierten, kann man durchaus Licht am Ende des Tunnels erblicken. Blickt man dagegen auf die Zahl der Toten, sieht die Beurteilung anders aus. Paul bleibt skeptisch: „Line, wie siehst du das? Jetzt haben wir gerade Ostern hinter uns gebracht, die Familien haben miteinander gefeiert, in den Kirchen wurde gesungen", weiter kommt er nicht, da Line ihm ins Wort fällt: „Ich kann diese Kirchgänger nicht verstehen, müssen die jetzt unbedingt miteinander singen? Genau wie die Jecken, die lieber in Kauf nehmen sich anzustecken und mit Helau und Alaaf ihre Narrenschar umgarnen, Küsschen hier und Küsschen da. Wir haben das Schlimmste bei weitem noch nicht hinter uns. Das kommt erst noch. Und deine Zahlen werden daran auch nichts ändern."

Paul fühlt sich total unfair attackiert und schießt zurück: „Blödsinn, meine Zahlen können doch nichts dafür. Du suchst immer einen Sündenbock. Und jetzt sind es meine Zahlen." „Warum sammelst du dann diese?" will sie wissen, „das ändert doch eh nichts. Alles für die Katz." Paul kratzt sich am Hinterkopf, versucht ruhig zu bleiben, will erst einmal nichts sagen. Andererseits, auch er ist ins Grübeln gekommen, „was weiß ich jetzt tatsächlich mehr?" Dann fängt er sich wieder, senkt die Stimme und redet ins Leere: „Der Betrachtungszeitraum ist eindeutig noch zu kurz. Du musst jetzt bei deiner Linie bleiben, sonst verhältst du dich genau wie diese Politiker, denen du nicht vertraust, weil sie immer nur von Heute auf Morgen schauen." Line blickt zu ihm und meint: „Geht es auch lauter? Oder ist es nur für den Herrn bestimmt?" „Nur für mich" antwortet Paul, „ich habe wirklich nur etwas laut gedacht."

Auch draußen ist es kälter geworden. Eine Woche vorher haben Paul und Line noch Sonnenbäder auf der Terrasse nehmen können. Und jetzt ist der Winter zurückgekommen. Genau wie Pauls Beschwerden im hinteren Bereich. Die vom Gastroenterologen verordnete Salbe hat keine wirkliche Besserung bewirkt, ab und an eine leichte Linderung, aber auch nicht mehr. Der zweifelnde Blick tagtäglich auf das Toilettenpapier ist mehr als gerechtfertigt. So kann und darf es nicht weitergehen. Ohne groß nachzudenken greift sich Paul eine Creme mit Aloe Vera und versucht etwas Neues. Irgendwie hat er schon nach wenigen Minuten das Gefühl einer Besserung. „Bekanntlich kann der Glaube Berge versetzen" sagt er, „Hauptsache es hilft. Geschadet hat es mir bisher jedenfalls nicht."

Als Stem sich bei Paul meldet, freut der sich, denn der Gedankenaustausch mit seinem streitbaren Geistesbruder ist für ihn Motivation pur. Als er dann allerdings hört, dass sich Stem für einige Wochen Auszeit entschieden hat, versetzt ihn das fast in Panik: „Was? Wie? Bist du infiziert? Wie geht es dir? Was kann ich für dich tun?" Stem unterbricht ihn, was er normalerweise nicht tut, und versucht Paul zu beruhigen: „Paul", er spricht betont langsam, „es geht mir gut. Hast du verstanden? Mir geht es gut. Mein Immunsystem ist intakt. Das Virus kann sich an mir die Zähne ausbeißen. Aber, ich benötige einfach mal etwas Abstand zu den täglichen Wasserstandsmeldungen, du verstehst? Hallo, bist du noch dran?" Paul ist voll geplättet. Dann rafft er sich zu einer abschließenden Bitte auf: „Halte mich bitte auf dem Laufenden. Mach's gut."

„Vielleicht sollte ich auch mal so etwas machen?" fragt er sich, nachdem er den ersten Schock verdaut hat, „was Line davon hält, kann ich mir schon vorstellen. Aber, dann könnte ich zumindest in Ruhe mein Schreibprojekt abschließen. Das wäre eine Überlegung wert, oder?"

Der Paketdienst hat eine interessante Lieferung vor der Haustür abgestellt. Der Inhalt ist: „1918 Die Welt im Fieber – Wie die Spanische Grippe die Gesellschaft veränderte" von Laura Spinney. Paul kann nicht anders und muss sofort einen Blick in das Buch werfen. Schon der Text auf der Innenseite des Einbands fasziniert ihn: „Die Spanische Grippe wird zu Unrecht als Fußnote des Ersten Weltkriegs behandelt – sie forderte wohl mehr Opfer als beide Weltkriege zusammen." Und auf der Rückseite liest er: „Zwischen 50 und 100 Millionen Tote, das ist die verheerende Bilanz der Spanischen Grippe, die im Jahr 1918 rund um den Globus wütete. Binnen weniger Wochen erkrankte ein Drittel der Weltbevölkerung, darunter Mahatma Gandhi, Woodrow Wilson und Franz Kafka." Mit dem Buch unter dem Arm marschiert er schnurstracks zu seinem Notebook und versichert sich der gegenwärtigen Situation:

Datum	Infizierte weltweit	Plus Infizierte zum Vortag	Tote weltweit	Plus Tote zum Vortag	Infizierte Deutschland	Plus Infizierte zum Vortag	Tote Deutschland	Plus Tote zum Vortag	Wochen-Tag
16.04.20	2.065.906	78.920	137.124	10.312	134.753	2.543	3.804	309	Do

„Oh Gott" entweicht es Paul, der protestantisch getauft worden war, den Kirchen eher aufgrund ihrer Architektur, weniger der inneren Werte wegen interessieren. Besonders die Institution Papst konnte er nie richtig ernst nehmen, unabhängig von der Tatsache, dass sich einige Kirchenobere sehr merkwürdig zu Verschwörungstheorien äußerten, und überhaupt das Verleugnen und Verdrängen besser zu beherrschen schienen als das Zugeben von Schandtaten. „Wie dem auch ist" meint er, „wir haben jetzt weltweit mehr als zwei Millionen Infizierte, mehr als hundertfünfunddreißigtausend Tote, und was viel schlimmer ist, mit exponentieller Tendenz." Er rennt zu Line und will ihr seine neuen Erkenntnisse mitteilen. „Lies du erst mal dein Fieberbuch" schlägt sie vor, „dann kannst du mir ja berichten." Paul lässt sich das nicht zweimal sagen und stürzt sich in seine neue Lektüre. Er öffnet auf seinem iPhone die Einstellungen von WhatsApp und ändert seinen Status auf: „Beschäftigt."

Wer Paul näher kennt, weiß, jetzt ist er wieder im Tunnel, fokussiert wie ein Beagle auf einen gut gefüllten Fressnapf. Und wehe es kommt ihm eine oder einer zu nahe. Dann kennt er wenig Erbarmen, weder mit sich noch mit anderen. Machtlos ist er allerdings gegenüber ausgetrockneten Kaffeetassen und ureigenen, körperlichen Bedürfnissen. „Was macht eigentlich dein Freund da hinten?", er erinnert sich an seine Probleme und ist positiv überrascht. Er schüttelt ungläubig den Kopf und murmelt vor sich hin: „Aloe Vera versus Cortison – was wirkt besser – die Natur oder die Pharmaindustrie? Das ist doch nicht zu fassen." Dann setzt er sich auf den Rand der Badewanne und resümiert: „Wer sagt immer, wer heilt hat Recht? Genau. Der Doc. Was hattest du doch ein Glück, dass du den kennengelernt hast." Paul blickt gegen Himmel, in diesem Fall zur Decke, und postet ein Dankeschön in die Atmosphäre. Danach fühlt er sich erleichtert und ergänzt im Überschwang der Gefühle „Aerosole, ihr könnt mich jetzt."

Wenn er nicht in diesem Moment auf das Fensterbrett geschaut hätte, wäre er kurze Zeit später wieder bei seinem Fieberbuch gewesen. Aber, nein, da liegt noch immer der SPIEGEL der Vorwoche, aufgeschlagen bei „Der Stoff der Krise". Paul zieht sich den nach seinem Geschmack gut recherchierten Artikel in kürzester Zeit rein und fühlt sich plötzlich wie der Bär, das heißt, er muss jetzt seine Stärke ausleben und dem Krisenmanagement der Bundeskanzlerin die Leviten lesen: „Diese Politiker haben wirklich keine Ahnung davon. Und dann die Lügerei. Erst erzählen die einem, dass Masken nicht helfen. Dann kommt heraus, dass wir nicht genügend davon in Deutschland haben. Das ist doch die reine Verars – stopp. Wie nennt man das? Kehrtwendung. Und jetzt sollen

Masken plötzlich doch Sinn machen. Unglaublich. Die müssen sich doch wirklich nicht wundern, wenn die Leute da nicht mehr mitmachen. Wem und was sollen wir denn noch glauben? Was sind News und Fake-News? Wer soll da noch durchblicken? Warum hat ein Gesundheitsminister Spahn nicht den Mumm, klar und deutlich zu sagen, sorry, wir haben da ein Problem mit den Masken. Wir haben im Moment nicht genügend davon. Das hätten alle verstehen können. Aber was machen der und seine Chefin: Die lassen den Herrn Professor vom Robert-Koch-Institut herumstottern, über Sinn und Unsinn von Masken auf einer Pressekonferenz philosophieren. Unterirdisch nenne ich das. Wenn ich dann höre, die Chinesen wären auch daran schuld, kommt mir echt das Frühstück hoch. Wer hat denen im Januar und Februar Millionen und Abermillionen von Masken verkauft? Wir, die Europäer. Und wer hat sich auf die Maskenproduktion in China verlassen? Wir, die Europäer. Wir, wir, wir haben die Misere verbockt. Schade, dass Merkel, Spahn und Co. nicht da sind.‟

Nach diesem Frontalangriff muss Paul jetzt auch physisch Überdruck abbauen. Da das Wetter sich inzwischen auf „leicht sonnig‟ besonnen hat, entscheidet er, sofort zu einer Radtour aufzubrechen, so wie letztes Jahr, den Rhein auf der einen Seite von Biebrich runter bis Östrich, dann mit der Fähre rüber nach Ingelheim und über Budenheim und Mainz zurück nach Hause. „Knapp fünfzig Kilometer‟ sagt er sich, „müsstest du ja noch in den Beinen haben‟.

Er sollte sich täuschen. Da Muskeln bekanntlich rasch auf Nichtstun mit Bein-Hochlegen reagieren, an Corona und sonstigen Ausflüchten generell nicht interessiert sind, kommt Paul bereits auf der Rückfahrt in Mainz beim Anstieg auf die Theodor-Heuss-Brücke an die Grenze seiner Kräfte. (Anmerkung des Verfassers: Lächerlich dies als Anstieg zu bezeichnen!). Gerade noch rechtzeitig vor einem Muskelkrampf im hinteren linken Oberschenkel steigt er ab und quält sich, sein Fahrrad schiebend, weiter in Richtung Kastel.

Dann beginnt ein merkwürdiger Rückweg: Wieder rauf auf das Rad, Ankündigung eines Muskelkrampfes in der linken Wade, absteigen, hundert Meter schieben, dann der nächste Versuch. Oberschenkel und Wade scheinen sich abgesprochen zu haben. Kurz vor Erreichen der Biebricher Höhe dann Ende der Fahnenstange: Der linke Oberschenkel macht komplett zu, Schmerz pur. Zu seiner eigenen Überraschung muss Paul plötzlich grinsen: „Mann oh Mann, dein operiertes Knie hast du wohl ganz schnell vergessen, nachdem es nicht mehr schmerzte. Tanzen ist eine andere Nummer als Radfahren, jetzt hilft nur eines, Augen zu und durch." Genauso ist es. Er muss noch einige Male kräftig auf die Zähne beißen, bis er endlich sein Ziel erreicht. Paul atmet ganz tief aus: „Geschafft. Wenigstens habe ich in der letzten Stunde nicht einmal an dieses Virus denken müssen. So hat alles doch seinen Sinn." Als er dies Line mitteilt, meint diese nur: „Du musst es ja wissen."

Gegen Ende der Woche meldet sich das Bundeskanzleramt zurück und spricht über leichte Öffnungen, „also so etwas Ähnliches wie eine Exit-Strategie. Sehr professionell" befindet Paul, „soll für kleinere Geschäfte bis achthundert Quadratmeter Ladenfläche gelten. Warum eigentlich gerade achthundert? Line, kannst du mir das vielleicht erklären?" Diese scheint nicht besonders erfreut über diese Frage zu sein: „Warum musst du an allem herummeckern? Dir kann es niemand Recht machen." Das reicht fürs Erste. Paul verabschiedet sich kurzsilbig in Richtung Arbeitszimmer und nimmt sich die letzten hundertfünfzig Seiten von „1918 Die Welt im Fieber" vor.

Der ganze Stress der letzten Wochen macht sich nun auch physiologisch bei Paul bemerkbar: Er leidet an starken Blähungen, gefolgt von sintflutartigen Ergüssen, aber, und das ist das Positive, seine Hämorriden scheinen sich verabschiedet zu haben. „Irgendwie befreiend" findet er.

Line wundert sich, als sie Paul beim Öffnen eines neuen Pakets beobachtet, und dieser dabei lauthals zu lachen beginnt: „Was ist denn in dich gefahren? Dass du auch mal lustig sein kannst. Sehr bemerkenswert." Dann wird ihr ein Buch unter die Nase gehalten: „Arsch hoch beginnt im Kopf, verfasst von Strunz Junior." „Lass den Quatsch", sie bremst seinen Überschwang ein, „jetzt muss auch noch das verwöhnte Söhnchen seinen Senf ablassen." Paul ist schockiert und will wissen, ob sie diesen jungen Menschen näher kennen würde oder das Buch schon gelesen hätte. „Nein" ist die trotzige Antwort, „und ich werde das auch nicht tun. Das machst schon du zur Genüge."

Nachdem Paul mehrmals kräftig geschluckt hat, irgendwas steckt ihm quer im Hals, fragt er Line nach der Uhrzeit: „Wie spät ist es denn? Was hältst du davon, wenn wir uns so langsam an die Zubereitung unseres Abendessens machen?" Line scheint überrascht zu sein: „Wenn du vorher nicht erst ein neues Buch lesen musst, können wir anfangen. Ich will auf jeden Fall nicht wieder so spät essen. Ist nicht gesund. Übrigens, hast nicht du mir das mal beigebracht?"

Eigentlich ist es ein kleines Wunder, dass das gemeinsam zubereitete Abendessen beiden schmeckt: Kalbsleber mit Kartoffelstampf und Buttergemüse. Es gibt nichts zu meckern. Auch der sich anschließende TV-Konsum mit einer Doku über die Queen von England trägt seinen Teil zu einem entspannten Samstagabend bei.

Der aktuelle SPIEGEL liegt derweil noch unbeachtet auf dem Zeitschriften-Stapel. Der sinnige Untertitel „Die Psychologie der Angst und die Kunst, Krisen zu meistern" hat sein Pendant in der realen Welt gefunden: Beim gemeinsamen Kochen und Stunden später beim Tanzen.

Die von Paul erstellte Playliste „Von Bachata bis Zumba" trifft den Nerv der Beiden. Paul erinnert sich an das Buch ‚Tanzen ist die beste Medizin' von Julia F. Christensen und Dong-Seon. Let's Dance. Tanzen, Gesundheit und Lebensfreude gehören zusammen. Wer tanzt, trainiert nicht nur den Gleichgewichtssinn, er fördert die

Koordination und lindert Angst-/Depressionssymptome. Tanzen ist fokussierte Bewegung und trainiert unser Gehirn. Demenz – muss nicht sein. Nachweislich. Neurowissenschaftler belegen weltweit mit seriösen Studien alternative Wege und Möglichkeiten der Vorbeugung. Stichwort Epigenetik. Und Tango hat sich sogar bei Parkinson bewährt. Ein Wunder? Nein. Schon die griechische Mythologie verehrte Apollo nicht nur als Gott des Tanzes, sondern auch als Gott der Musik und des Heilens. In vielen Kulturen kennen wir bis heute Tänze als Heilungsrituale, sei es im Regenwald, in der Kalahari-Wüste oder im ostasiatischen Buddhismus.

„Warum nicht auch bei uns? Nichts ist unmöglich", Paul und Line sind sich einig. Es sollte noch eine lange Nacht werden.

Kapitel 14

Droht eine zweite Welle?

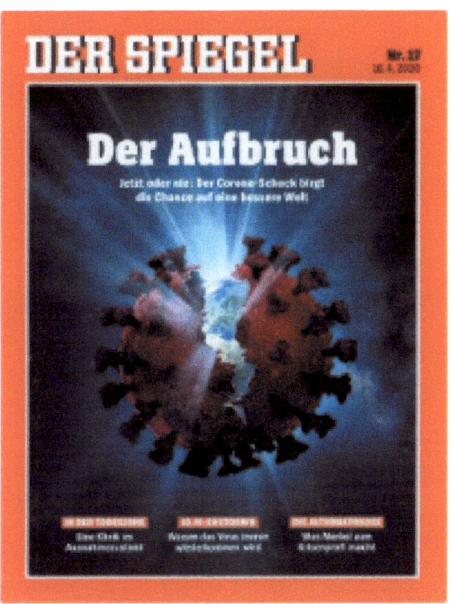

17 / 2020

Der Aufbruch

20.04. bis 26.04.

„Endlich!" Paul und Line sind erleichtert und hoffen, dass nun eine neue Zeitrechnung in der Corona-Ära anbrechen wird. Können sie bald wieder mit einem halbwegs normalen Leben rechnen?

Als Paul auf der letzten Seite angelangt ist, sieht er sich in das Jahr 1918 zurückversetzt, das Jahr, in dem die Welt im Fieber lag. Auch er fühlt sich irgendwie fiebrig. Anders ausgedrückt, seine Betriebstemperatur bewegt sich deutlich Richtung „Anschlag". Warum? Weil er den Optimismus der Autorin Laura Spinney überhaupt nicht teilen kann, die Menschheit hätte die erforderlichen Schlüsse gezogen. Er muss an Albert Einstein denken, der gesagt haben soll: „Zwei Dinge sind unendlich, das Universum und die menschliche Dummheit, aber bei dem Universum bin ich mir noch nicht ganz sicher." Paul atmet tief durch: „Kein Politiker dieser Welt kann heutzutage glaubhaft versichern, dass es die Spanische Grippe nicht gegeben hätte, und dass man darüber nichts wüsste. Gut, die Vereinigten Staaten von Amerika sind weit weg, haben einen Fake-News-Spezialisten in der Pole-Position, der sogar vom Klimawandel nichts mitbekommen haben will. Es gibt eben auch solche. Und nun?" Mit dieser oder einer ähnlichen Frage muss er rechnen, wenn er Line von dem Buch erzählen würde. Er tut es trotzdem – und wird nicht enttäuscht. Auf die Frage „Und weißt du jetzt mehr als vorher?" antwortet er in wenigen Worten: „Ja. Es wird eine zweite Welle geben."

Paul hat seit Tagen keine Aha-News mehr gelesen. Das hat Dr. Strunz nicht abgehalten, weiter fleißig zu schreiben: „Corona und das Rauchen; Corona und Schlaf; Grippe, (Corona?) und Tryptophan; Corona und ein bisschen Philosophie; Corona ... hilft Tryptophan?" „Gute Frage" meint Paul, „mir zum Einschlafen schon, aber, was hilft unserer Beziehung?" Er hat weiterhin ein ungutes Gefühl in der Magengegend, was in der Vergangenheit ein verlässlicher Vorbote eher schlechter Nachrichten war.

Der aktuelle SPIEGEL ruht seit Tagen auf dem Zeitschriftenstapel. Nach einem flüchtigen Blick im Vorbeigehen ist Pauls Neugier auf das Äußerste strapaziert: „Jetzt oder nie: Der Corona-Schock birgt die Chance auf eine bessere Welt". Kurzkommentar Paul: „Stimmt! Aber keiner glaubt daran." „In der Todeszone: Eine Klinik im Ausnahmezustand". Paul: „Schrecklich, einfach nur schrecklich". „Jo-Jo-Shutdown: Warum das Virus immer wiederkommen wird." Paul ist außer sich: „Warum kapiert das keiner aus der Merkel-Riege?" Und dann: „Die Alternativlose: Was Merkel zum Krisenprofi macht." „Merkel und Krisenprofi", Paul befindet sich im Kampfmodus, höchste Eskalationsstufe.

Ohne den Artikel überhaupt gelesen zu haben ist für ihn klar, dass die Autoren entweder auf einer geheimen Gehaltsliste von Frau Merkel stehen, sie absolut keine Ahnung von professionellem Krisen-Management haben, oder Opfer ungezügelter Trinkgewohnheiten geworden sind. Anders ist die Headline für ihn nicht zu erklären. „Nein" entscheidet er, „das tust du dir nicht an. Du hast Besseres zu tun. Vielleicht das erste Werk von Strunz Junior lesen?"

Auch das lehnt er nach kurzem Nachdenken ab: „Dafür ist die Zeit noch nicht reif. Was macht überhaupt dein eigenes Buchprojekt? Hast du das etwa vergessen?" Nein, das hat Paul nicht. Aber, er muss sich eingestehen, die beiden letzten Kapitel fallen ihm weiterhin sehr, sehr schwer. Zudem kann er wirklich keinen Gefallen am Redigieren und Korrektur-Lesen finden.

Ob ihm die aktuellen Zahlen der Corona-Entwicklung gefallen? Einerseits ja, da die täglichen Zuwächse an Infektionen in Deutschland auf dem absteigenden Ast sind und auch die Zahl der Toten sich nicht weiter erhöht hat. Andererseits aber auch eindeutig nein, denn weltweit sieht das Bild ganz anders aus. Das Virus verbreitet sich in Windeseile auf nahezu allen Kontinenten und nichts deutet auf eine baldige Trendwende hin.

Paul ist klar, die Situation in Deutschland kann nur beschrieben werden mit Ruhe vor dem Sturm, sprich, eine zweite Welle wird kommen. Die Frage ist nicht ob, sondern nur wann.

Datum	Infizierte weltweit	Plus Infizierte zum Vortag	Tote weltweit	Plus Tote zum Vortag	Infizierte Deutschland	Plus Infizierte zum Vortag	Tote Deutschland	Plus Tote zum Vortag	Wochen-Tag
27.03.20	529.591		23.970		43.938		267		Fr
28.03.20	598.237	68.646	27.762	3.792	50.871	6.933	351	84	Sa
29.03.20	660.706	62.469	30.651	2.889	57.675	6.804	433	82	So
30.03.20	720.117	59.411	33.925	3.274	62.095	4.420	533	100	Mo
31.03.20	782.365	62.248	37.582	3.657	66.885	4.790	645	112	Di
01.04.20	857.487	75.122	42.107	4.525	71.808	4.923	775	130	Mi
02.04.20	932.605	75.118	46.809	4.702	77.872	6.064	920	145	Do
03.04.20	1.016.534	83.929	53.164	6.355	84.794	6.922	1.107	187	Fr
04.04.20	1.119.109	102.575	58.955	5.791	91.159	6.365	1.275	168	Sa
05.04.20	1.204.246	85.137	64.806	5.851	96.092	4.933	1.444	169	So
06.04.20	1.276.302	72.056	69.527	4.721	100.123	4.031	1.584	140	Mo
07.04.20	1.350.523	74.221	74.856	5.329	103.375	3.252	1.810	226	Di
08.04.20	1.432.577	82.054	82.195	7.339	107.663	4.288	2.016	206	Mi
09.04.20	1.498.833	66.256	89.733	7.538	113.296	5.633	2.349	333	Do
10.04.20	1.602.885	104.052	95.745	6.012	118.235	4.939	2.607	258	Fr
11.04.20	1.701.718	98.833	102.867	7.122	122.171	3.936	2.736	129	Sa
12.04.20	1.781.127	79.409	108.994	6.127	125.452	3.281	2.871	135	So-Ostern
13.04.20	1.854.464	73.337	114.331	5.337	127.854	2.402	3.022	151	Mo-Ostern
14.04.20	1.934.583	80.119	120.863	6.532	130.214	2.360	3.203	181	Di
15.04.20	1.986.986	52.403	126.812	5.949	132.210	1.996	3.495	292	Mi
16.04.20	2.065.906	78.920	137.124	10.312	134.753	2.543	3.804	309	Do
17.04.20	2.160.170	94.264	145.593	8.469	137.698	2.945	4.093	289	Fr
18.04.20	2.249.717	89.547	154.271	8.678	141.397	3.699	4.352	259	Sa
19.04.20	2.338.335	88.618	161.324	7.053	143.724	2.327	4.538	186	So
20.04.20	2.417.977	79.642	166.205	4.881	145.743	2.019	4.642	104	Exit 1
21.04.20	2.480.749	62.772	170.507	4.302	147.065	1.322	4.862	220	Di
22.04.20	2.567.327	86.578	177.521	7.014	148.453	1.388	5.086	224	Mi
23.04.20	2.630.778	63.451	183.489	5.968	150.648	2.195	5.315	229	Do
24.04.20	2.710.264	79.486	190.896	7.407	153.129	2.481	5.575	260	Fr
25.04.20	2.826.904	116.640	197.871	6.975	155.054	1.925	5.767	192	Sa
26.04.20	2.900.422	73.518	203.055	5.184	156.513	1.459	5.877	110	So

Diese Einschätzung entspringt nicht einer grundsätzlich pessimistischen Lebenseinstellung, nein, Paul ist kein Pessimist, aber er weiß, Deutschland ist integraler Bestandteil der Welt und kann als solcher nicht lückenlos abgeschottet werden. Die Flieger werden wieder abheben, die Kreuzfahrtschiffe wieder Kurs aufnehmen, die Urlauber wieder verreisen, die Kicker wieder vor Zehntausenden kicken, die Menschen wieder feiern, sei es auf dem Weinfest, zum Erntedankfest, zu Weihnachten oder wann auch immer. Und dort herrschen ganz andere Auslegungen von „A-H-A", dann dominieren das Abfeiern, das Hoch-die-Tassen, das Anstoßen, die Geselligkeit mit und ohne Alkohol oder anderen Drogen.

Er schaut aus dem Fenster, die Sonne scheint, bewegt sich gemächlichen Schrittes Richtung Esszimmer, öffnet die Tür zur Terrasse und staunt beim Blick auf das Thermometer: 24oC. „Unglaublich" befindet er, „Ende April so ein Wetterchen."

Kurze Zeit später haben Line und Paul ihre Wirkungsstätte auf die Terrasse verlegt und lassen es sich gut gehen. Sie beschließen, am nächsten Tag der häuslichen Isolation zu entfliehen und einen kleinen Ausflug in den Rheingau zu unternehmen. Line zögert: „Dürfen wir das denn? Ich blicke ehrlich gesagt nicht mehr ganz durch bei den derzeit geltenden Corona-Regeln". Paul strahlt sie an: „Klar dürfen wir das. Und du, mit diesem ganzen Corona-Mist haben wir übersehen, dass seit Tagen die Sonne scheint und uns alle Möglichkeiten bietet, unseren Vitamin D-Spiegel aufzufüllen." „Vitamin was" meint Line, „du mit deinem Gesundheitsfimmel. Ich will einfach nur mal wieder ein bisschen Spaß haben, wenn es sein muss, auch an der frischen Luft. Wird echt Zeit." „Was eine schwere Geburt" denkt sich Paul, „wie auch immer, morgen geht's raus."

Beim Zähneputzen balanciert er als Beitrag zur Kräftigung seiner Rücken- und Bauchmuskulatur zuerst auf dem linken Bein für eineinhalb Minuten, dann genau so lange auf dem rechten. Er blickt in ein Gesicht, aus dem er nicht so richtig schlau wird. Einerseits nimmt er die Corona-Krise sehr ernst, versucht sich an die Kontaktbeschränkungen zu halten, andererseits fühlt er sich von dem Rückzug in häusliche Gefilde nicht besonders eingeschränkt. Ganz im Gegenteil. „Die Besinnung auf anderes als Reisen und Partymachen kann das Leben auch bereichern", Paul scheint mit sich und seinem Leben nicht unzufrieden zu sein.

Eigentlich sind alle Voraussetzungen für einen ruhigen, erholsamen Schlaf erfüllt, als die Beiden im Bett liegen. Doch nach der ersten Tiefschlafphase quält Paul ein böser Traum. Er fühlt sich erdrückt von einem Dashboard, von der Zahl 55.784.525.

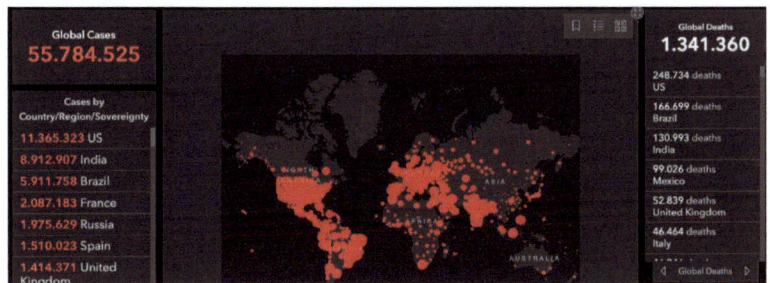

„Was ist denn das?", will er immer wieder wissen, ohne eine Antwort zu bekommen. Und dann 1.341.360. Er kann sich keinen Reim darauf machen. USA – Indien – Brasilien – Frankreich – Spanien. Bilder rasen durch seinen Kopf. Es ist wie in einem Horror-Film. Paul wälzt sich von einer Seite auf die andere, versucht irgendwie zu entkommen. Doch es gibt kein Entkommen. Er ist gefangenen in einem grauenvollen Szenarium mit Endlosschleife.

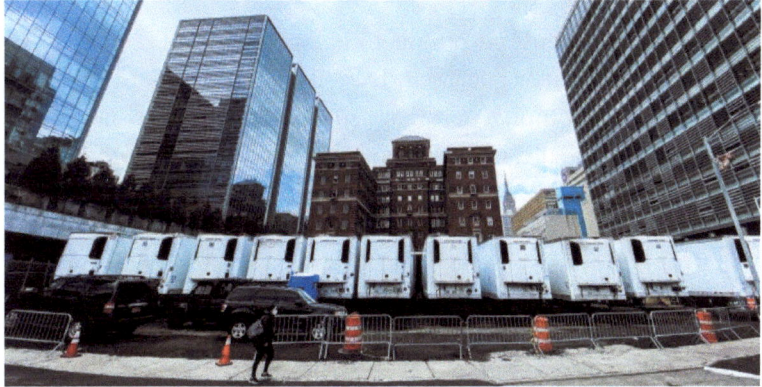

Plötzlich kehrt Stille ein. Er lauscht: „Was schreist du denn so?" Es ist Line. Sie hat ihn aus seinem Traum gerissen. „Was ist?" flüstert er und wischt sich Schweißtropfen von der Stirn. „Line, das war einfach nur furchtbar. Ich dachte, ich komme da nie wieder raus. Ich habe da einen Mann gesehen, der sieht aus wie ich. Wie ich." „Jetzt ist es vorbei" versucht Line ihn zu beruhigen, „das wird schon wieder." Wird sie Recht behalten?

Paul will irgendwie zur Ruhe zu kommen, versucht sich an verschiedenen Entspannungstechniken, die er mal gelernt hat: Fünf Sekunden lang ausatmen – Pause – kurz Einatmen – fünf Sekunden lang Ausatmen – Pause – kurz Einatmen. Dann stellt er sich an der Zimmerdecke einen Trailer vor, er konzentriert sich, sieht die Buchstaben I – A – M – O – N – I – A – M – O – N - I – A – M – O – N – I – A – M – O – N vorbeihuschen. Sekunden kommen ihm vor wie Minuten, wie Stunden, wie eine Ewigkeit.

Als er am nächsten Morgen vor dem Frühstück seinen SPIEGEL auf dem Tisch liegen sieht, hat Paul die grauenvolle Nacht schon fast wieder vergessen und schmunzelt vor sich hin: „Genauso ist es, Aufbruch, jetzt oder nie. Line, was müssen wir noch alles mitnehmen für unseren Trip zu Schloss Vollrads?" „Oh, schön dass ich auch erfahre, wo es hingeht" meint diese, „und übrigens, ich wünsche dir einen guten Morgen."

Paul hat verstanden und nimmt Line kurzerhand in den Arm. Es fühlt sich gut an, sehr gut sogar. Der böse Traum scheint entweder vergessen oder komplett verdrängt zu sein. Paul erinnert sich an die Worte des Fußball-Philosophen Dragoslav Stepanović: Leben geht weiter. So ist es.

Kapitel 15

Verstanden?

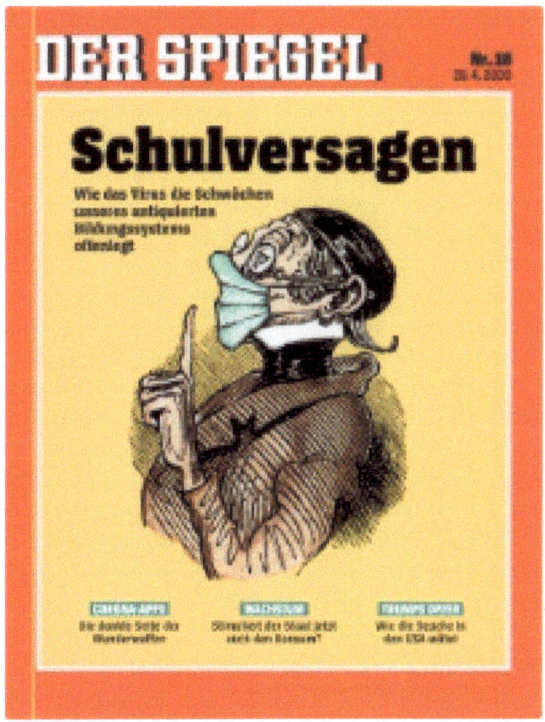

18 / 2020

Schulversagen

27.04. – 03.05.20

Nach einem wunderschönen, sonnenüberfluteten Sonntag steht Paul an seinem Stehpult und versucht, sich an all die Appelle und Verbote zur Eindämmung des Corona-Virus zu erinnern. Er fährt gedankenverloren sein Notebook hoch, öffnet seinen E-Mail-Account, obwohl er eigentlich etwas anderes tun wollte. Die Aha-News sprechen ihn direkt an: „Forever young – eine funkelnde Gebrauchsanleitung". Dr Strunz stellt ein neu erschienenes Buch vor mit dem Titel: „Leben läuft weiter". Paul schüttelt den Kopf: „Als das geschrieben wurde, hatte der bestimmt keine Ahnung von Corona. Sonst gäbe es einen anderen Titel. Witzbold. Leben läuft weiter, bei all den Appellen, Geboten und Verboten." Er listet auf:

01. Feb.:   Meldepflicht bei begründetem Verdacht auf Covid 19
27. Feb.:   Flugreisende aus Coronagebieten mit Aussteigekarten
28. Feb.:   Internationale Großveranstaltungen abgesagt
10. März: Veranstaltungen ab 1000 Teilnehmer abgesagt
16. März: Grenzen zu 5 Nachbarländern dicht gemacht
18. März: Schulen, Kitas und Spielplätze sind geschlossen
22. März: Kontaktbeschränkungen, Restaurants, Geschäfte zu
06. April: Freie Intensivbetten müssen gemeldet werden
10. April: 14 Tage Quarantäne nach der Einreise aus dem Ausland
15. April: Kontaktbeschränkungen werden verlängert
29. April: Maskenpflicht in Geschäften und im ÖPNV.

„Und was kommt als nächstes?" will Paul wissen. Der SPIEGEL ist ihm da voraus: „Schulversagen". Als er diesen Titel liest, mit Lehrer Lämpel und erhobenem Zeigefinger, muss er lachen, obwohl ihm eigentlich nicht danach zumute ist: „Jeder, der Kinder hat, weiß seit langem, wie es in unseren Schulen aussieht. An allen Ecken und Enden Handlungsbedarf, der nicht nur mit etwas neuer Farbe oder sonstiger Gebäudekosmetik zu beheben ist. Warum geben denn immer mehr Eltern viel Geld aus, damit ihre Kinder in den Genuss einer besseren Bildung auf Privatschulen kommen? Digitalisierung im staatlichen Bereich? Ich denke, manch ein Bürokrat in den Schulämtern und Bildungsbehörden weiß nicht einmal, was das ist. Und die Lehrer? Die Älteren sind wahrscheinlich froh, wenn ihnen ihre Schüler helfen, Handy und Notebook miteinander zu synchronisieren, geschweige denn, zeitgemäßen, technikgestützten Unterricht zu gestalten."

Pauls Kinder sind zwar längst aus dem Haus, doch er muss nur in seinem näheren Umfeld die Augen aufmachen. Container in einer Kurstadt als Schulzimmerersatz und Eltern, die in ihrer Freizeit Schulhöfe in einen halbwegs kindgerechten Zustand umbauen. „Einfach nur furchtbar", und jetzt entlädt sich wieder seine Ablehnung einer Kanzlerin der warmen Worte: „Von wegen wir schaffen das. Wir schaffen das eben nicht, zumindest wenn wir nicht von denen unterstützt werden. Und was machen die da oben? Sie denken über eine Erweiterung des Bundeskanzleramtes in Berlin nach. Kein Wunder, wenn die Protestparteien Zulauf haben."

Paul sucht nach Unterstützung bei Line, die in den letzten Monaten immer mehr in ihr Lieblingsthema eingetaucht ist: Integration und Zuwanderung: „Die hauen unsere Kohle doch für alles Mögliche raus, du verstehst, was ich meine, dann ist es echt kein Wunder, dass dabei die Schulen zu kurz kommen. Zudem pfuscht da doch eh jedes Bundesland mit eigenen Konzepten herum. Was ein Schwachsinn, Grüne, Rote, Gelbe und Schwarze haben so unterschiedliche, ja konträre Vorstellungen von Bildung. Und die Kids? Hauptsache die können zumindest so gut lesen und schreiben, um all die Tipps und Hinweise zum Melken der staatlichen Förbertröge nutzen zu können. Und, hast du gelesen, wieviel Einser Abis es in Bremen gibt? Wahnsinn. Früher waren es ein oder zwei Ausnahmekönner, heute sind es nur wenige, die dort keine Eins bekommen." Jetzt hat sich Line in Rage geredet. Und Paul kann ihr nur beipflichten: „Du hast voll Recht. Die Zahl der Abiturienten, die noch einen einfachen Dreisatz beherrschen, ist erschreckend niedrig. Frag mal in Ausbildungsbetrieben nach, die wissen, wovon ich spreche." Line nickt: „Sehe ich genauso." „Einigkeit macht stark" stellt Paul fest, „so kommen wir am besten durch die Krise." Übrigens Krise", er macht eine kurze Pause, „habe ich dir schon meine neuesten Corona-Zahlen gezeigt?"

Datum	Infizierte weltweit	Plus Infizierte zum Vortag	Tote weltweit	Plus Tote zum Vortag	Infizierte Deutschland	Plus Infizierte zum Vortag	Tote Deutschland	Plus Tote zum Vortag	Wochen-Tag
20.04.20	2.417.977	79.642	166.205	4.881	145.743	2.019	4.642	104	Exit 1
21.04.20	2.480.749	62.772	170.507	4.302	147.065	1.322	4.862	220	Di
22.04.20	2.567.327	86.578	177.521	7.014	148.453	1.388	5.086	224	Mi
23.04.20	2.630.778	63.451	183.489	5.968	150.648	2.195	5.315	229	Do
24.04.20	2.710.264	79.486	190.896	7.407	153.129	2.481	5.575	260	Fr
25.04.20	2.826.904	116.640	197.871	6.975	155.054	1.925	5.767	192	Sa
26.04.20	2.900.422	73.518	203.055	5.184	156.513	1.459	5.877	110	So
27.04.20	2.973.264	72.842	206.569	3.514	157.770	1.257	5.976	99	Mo
28.04.20	3.042.444	69.180	211.216	4.647	158.758	988	6.126	150	Di
29.04.20	3.117.880	75.436	217.212	5.996	159.912	1.154	6.314	188	Mi
30.04.20	3.196.664	78.784	227.723	10.511	161.539	1.627	6.467	153	Do
01.05.20	3.259.167	62.503	233.439	5.716	163.009	1.470	6.623	156	Fr
02.05.20	3.346.297	87.130	238.826	5.387	164.077	1.068	6.763	140	Sa
03.05.20	3.444.236	97.939	244.084	5.258	164.967	890	6.812	49	So

„Nein" sagt Line leicht grinsend, „aber du wirst mich bestimmt jetzt gleich mit deinem Zahlenfriedhof zumüllen, oder?" „Ich mache es kurz" antwortet Paul, „der Lock-Down zeigt so langsam zumindest bei uns Wirkung: Tendenziell weniger Infektionen und auch weniger neue Tote. Das sieht ganz gut aus. Aber weltweit ist die Pandemie überhaupt nicht zu bremsen, Brasilien, Indien, Südafrika, überall. Vor allem bei dem Fake-News-Produzenten aus den USA entwickelt sich die Lage katastrophal. Und was macht der Typ? Er leugnet die Gefährlichkeit des Virus, schimpft auf die Chinesen und geht dann Golfen."

„Wann wird der abgewählt?" will Line wissen und schaut Paul vielsagend an. „Abgewählt? Du Träumerin. Der hat seine Republikaner voll hinter sich. Und die wollen weiter ihre Knarren behalten, Jagd auf Schwarze und ehemalige Obama-Unterstützer machen. Aber, um auf deine Frage zurück zu kommen, die wählen glaube ich im November dieses Jahres, falls der bis dahin nicht die Wahlen abgeschafft hat. Mal sehen, was sich Mister „I make America great again" bis dahin noch einfallen lässt. Wenn du mich fragst, ich befürchte das Schlimmste." „So kenne ich dich ja gar nicht", Line ist sichtbar erstaunt, „sonst bist du immer so optimistisch und positiv unterwegs. Was ist los? Hast du aufgegeben, oder was?" „Wozu habe ich eigentlich eine Relaxliege" fragt sich Paul und nähert sich dieser auf kürzestem Wege. Line schüttelt nur den Kopf und sagt gar nichts mehr.

Paul kommt allerdings nicht wie gewünscht zur Ruhe. Er sieht sein iPhone auf dem Schreibtisch liegen - das neue Thema, „Corona-App", ist voll präsent. Paul hat bei Google News gelesen, dass eine solche in Südkorea sehr gute Dienste bei der Pandemiebekämpfung geleistet habe. Da er jedoch unter einer Art App-Allergie leidet, steht er einer App Made in Germany ablehnend gegenüber. Und im Hinblick auf die gesellschaftspolitische Diskussion des Themas Datenschutz kann er sich beim besten Willen nicht vorstellen, dass eine scharf gestellte App bei uns politisch durchsetzbar wäre. „Wenn die so etwas machen, dann kommt da bestimmt eine weichgespülte Version heraus, quasi ein zahnloser Tiger", prophezeit er und setzt noch einen drauf: „Ich sehe schon unseren Gesundheitsminister mit seinem Handy wild herumfuchteln, stolz wie Oskar. Und manch einer wird glauben, dass damit die Pandemie aufzuhalten wäre. Träumer. Die einzigen Profiteure sind Unternehmen wie Telekom und SAP."

Paul hat jedenfalls für sich entschieden, falls es eine solche App in absehbarer Zeit doch geben sollte, diese nicht zu laden. Ein wichtiges Argument zur Rechtfertigung hat er sich auch schon bereitgelegt: Der Akku seines schon älteren iPhones geht mit 24h-Bluetooth ganz schnell in die Knie. Und Line wird das voll verstehen, allein schon aufgrund ihres Misstrauens gegenüber den sozialen Medien, WhatsApp natürlich ausgenommen.

Als Line in sein Arbeitszimmer kommt, werden ihre Vermutungen bestätigt: Paul ist eingedöst, die Hände auf der Brust verschränkt. Auf seinem Bauch liegt ein Schnellhefter mit der Überschrift „Tanzen". „Endlich mal nicht Corona" seufzt sie, „toll, dass der sich auch noch mit was Anderem beschäftigen kann. Gut, dass wir damals ein neues, gemeinsames Hobby gefunden haben."

Paul und Line hatten in ihren Vergangenheiten unterschiedliche Tanzschulen kennengelernt und daher vor etwa zwei Jahren beschlossen, noch einmal ganz von vorne zu beginnen und gemeinsam Walzer, Foxtrott, Salsa und Co. zu lernen. Wer sie in der Tanzschule beobachtete, konnte durchaus den Eindruck gewinnen, es ginge um Leben und Tod, zumindest wenn eine neue Figur nicht gleich in einen harmonischen Bewegungsablauf einmündete. Wie heißt es so schön? Wenn Blicke töten könnten. Aber, wenn es klappt, können sie richtig Spaß miteinander haben.

„Tanzen ist entweder eine super Beziehungstherapie oder das sichere Ende einer jeden Beziehung" hat Paul einmal in Sektlaune festgestellt. Und da er nach dem Muster „besser geht immer" gestrickt ist, hat er sämtliche Figuren in seinem Schnellhefter akribisch dokumentiert. So glaubt er sicher zu sein, dass sie nichts vergessen können. Hätte er diesen Charakterzug bereits in der Schule gezeigt, wären seine Eltern bestimmt sehr erfreut gewesen. Aber, Menschen ändern sich im Lauf der Zeit, der eine mehr, die andere weniger. Eine Binsenweisheit.

„Wenn die zweite Welle kommt – es sei keine Frage des Ob, sondern des Wann, darin sind sich namhafte Epidemiologen einig", so Hillmar Schmundt im SPIEGEL. Mehr noch: „Wenn das hoch infektiöse Virus Sars-CoV-2 wieder zurückkehrt, könnten die Folgen heftiger sein als beim ersten Mal." Und Christian Drosten warnt in seinem Podcast: „Es ist natürlich eine ganz andere Wucht, die so eine Infektionswelle dann hätte." Das sind deutliche Worte, zumindest hat Paul eine böse Vorahnung: „Hoffentlich bekommen wir im Herbst nach der Urlaubszeit nicht Bilder im TV, die stark an Bergamo und New York erinnern". Und er hat noch eine weitere Vorahnung: Kaum sind Kontaktbeschränkungen reduziert, geht auch das Kanzleramt mitsamt der Ministerregie in Urlaub und hofft auf bessere Zeiten, anstatt sich mit der Beschaffung von Medizintechnik, Kanülen und mehr zu beschäftigen.

„Corona und konkrete Vorsorge" – in den Aha-News wird der ungehorsame Professor Püschel zitiert: „Unser Immunsystem ist die beste Medizin." Als Paul das liest, läuft er zur Hochform auf, sein Blutdruck schießt in die Höhe, lechzt nach Entladung: „Genau meine Worte seit Beginn dieser Schei, ah, Krise. Und die Kanzlerin? Die ist Weltmeister im Verordnen von Hausarrest. Und wenn das Virus nicht wäre, blieben sogar die Fenster verschlossen. Die kann sich wahrscheinlich in ihrem Glaspalast in Berlin nicht mehr vorstellen, wie es ist, durch Feld und Wiesen zu rennen, einen Hügel im Laufschritt zu erklimmen, mal so richtig durchzuschnaufen."

Line ist Pauls erneuter Anfall nicht unbemerkt geblieben. Sie versucht, ihn wieder runterzuholen, was aber nicht einfach ist. „Line", er atmet heftig, „hier steht doch ganz konkret was jeder von uns für sein Immunsystem tun kann, hör bitte zu". „Mach ich" antwortet diese, „aber nur, wenn du sofort Tempo rausnimmst." Paul setzt sich, schnauft kräftig durch, und rezitiert: „Proteinkonzentrat, Aminosäuren aufzufüllen, Vitamin D, Zink, den persönlichen Spiegel messen lassen, Grünzeug futtern, laufen, walken, stramm spazieren gehen. Täglich."

„Hört sich teuer an" meint Line, gefolgt von der süffisanten Bemerkung, „damit tust du auch noch was für dessen Umsatz." „Schwachsinn" entfährt es Paul, „der hat das doch aus finanzieller Sicht schon lange nicht mehr nötig. Der verkauft in der ganzen Welt Millionen Bücher, die Leute überrennen seine Praxis, da kann ich dich beim besten Willen nicht verstehen." „Musst du auch nicht" erwidert Line, „ich sage noch immer was ich denke. Und das wird so bleiben. Daran wirst weder du noch sonst wer was ändern. Verstanden?!"

Kapitel 16

Kommt locker besser an?

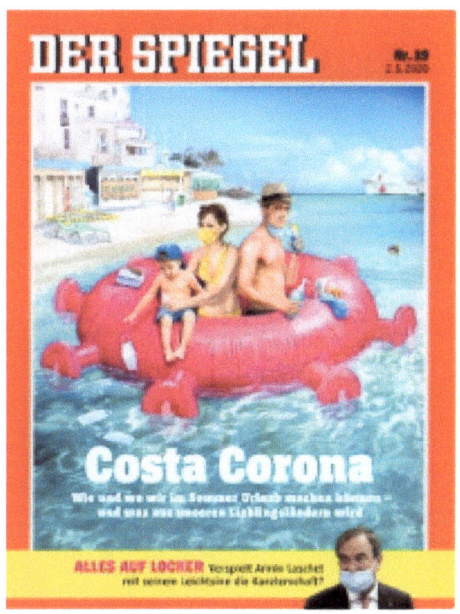

19 / 2020

Costa Corona

04.05. bis 10.05.

Nach einem tristen, verregneten Wochenende überlegt sich Paul, ob er das Buch „Arsch hoch beginnt im Kopf" von Strunz Junior nicht Frau Merkel schenken sollte. Gründe dafür gäbe es genügend: Erstens ist die Kanzlerin von Hause aus Physikerin, der Autor zwar Wirtschaftsinformatiker, jedoch genetisch vorbelastet mit Physikern, das könnte also passen. Zweitens meditiert der Verfasser über die Unzulänglichkeit der menschlichen Sinne und meint: „Insgesamt lässt sich sagen: Je mehr visuelle Erfahrung das Gehirn über die Jahre sammelt, umso mehr verändern sich die konstruierten Bilder, die wir für die Wirklichkeit halten."

„Wäre das so", Paul überlegt einen Moment, „könnte ich manche Entscheidung von Frau Dr. Merkel im Nachhinein besser verstehen, denn niemand kann bezweifeln, dass die während ihrer langen Amtszeit schon sehr viel in der Welt gesehen hat. Und drittens könnte man unsere Frontfrau ja mal mit der These konfrontieren, dass es ihre, die einzig wahre Realität, überhaupt nicht geben kann. Zumindest hat das auch der ehemalige Strafverteidiger und heutige Bestsellerautor Ferdinand von Schirach so gesehen." Paul ist sich über die Konsequenzen darüber im Klaren, denn wie stände es dann um die eine oder andere Alternativlosigkeit ihrer Entscheidungen? Selbstzufrieden strahlt er vor sich hin: „Je mehr ich darüber nachdenke, desto besser gefällt mir diese Idee. Vielleicht kann es „Arsch hoch beginnt im Kopf" sogar bis in das nächste Grundsatzprogramm der CDU schaffen. Wer weiß? Noch ist nicht aller Tag Abend."

Line blättert am späten Nachmittag ziemlich lustlos in dem neuen Katalog von STUDIOSUS, kein Wunder, wenn man sich gerade in einem Shut-Down mit Kontaktbeschränkungen und weltweiten Reisewarnungen befindet, das wichtigste Hobby quasi außer Kraft gesetzt ist. „Du Line", Paul versucht sie auf andere Gedanken zu bringen, „ich habe immer mehr den Eindruck, dass die

Ministerpräsidenten Frau Merkel wie eine Sau durchs Dorf treiben. Besonders der Söder macht auf Macho, fordert bei jeder Gelegenheit eine härtere Gangart ein, während sein Kollege Laschet nichts anderes zu tun hat, als tagtäglich laut über Lockerungen nachzudenken. Beiden gemein ist, dass sie immer wieder betonen, was die Zuständigkeit des Bundes ist, nämlich so gut wie nichts, außer Geld aus dem Hut zu zaubern." Line bremst seinen Wortschwall: „Klar, dieses Kompetenzgerangel ist nichts für den kleinen Mann auf der Straße. Der will eine klare Ansage und nicht so ein blödes Hin und Her." Als sie kurz Luft holen will, nutzt dies Paul: „So ist es, warte mal ab, bis die ersten auf die Straße gehen und Protestdemos anzetteln. Entweder die lockern die Kontaktbeschränkungen ganz schnell, oder Teile des Volks stehen bald auf der Straße, natürlich lautstark unterstützt von der AfD und den Autonomen an den linken und rechten Rändern. Und was macht dann unsere Kanzlerin?"

„Nichts" sagt Line ohne Emotionen. Paul stutzt: „Na ja, auch ich habe schon länger nichts mehr von der gehört. Die Länderchefs haben augenscheinlich die Führung im Land übernommen, jeder auf seine eigene Art. Hast du dich übrigens schon mal mit dem Thema Chaos beschäftigt?" Im Nu treffen ihn Blicke, die nichts Gutes verheißen: „Chaos? Denkst du ich habe nichts Besseres zu tun? So ein Quatsch!" „Ist ja gut", er versucht einzulenken, „ich denke nur an all die Verordnungen und Regelungen der sechzehn Bundesländer, wenn zum Beispiel auf dem Wochenmarkt in Mainz andere Regeln gelten als hier bei uns." „Ach so", Line hat sich wieder etwas beruhigt, „wenn du das so meinst, stimme ich dir zu. Echt chaotisch."

Als Paul im SPIEGEL herumblättert, fühlt er sich voll bestätigt: „Team Risiko gegen Team Disziplin – ein Riss geht durch Deutschland. Immer mehr Bürger begehren gegen die Corona-Maßnahmen der Politik auf und pfeifen auf die Regeln. Andere empfinden das als rücksichtslos und unsolidarisch. Das Klima wird aggressiver."

„Krisen", philosophiert Paul vor sich hin, „haben aber auch positive Seiten. Je länger sie andauern, desto mehr verschwinden die Weichzeichnungen, stattdessen kommen klare Konturen zutage. Oder anders ausgedrückt, während die einen auf weinerliches Management machen, sich als Opfer fühlen, packen die anderen an und versuchen, das Beste aus der Situation zu machen." Plötzlich geht er ins Arbeitszimmer in Richtung Bücherwand. „Wer Ordnung hält, ist nur zu faul zum Suchen" nuschelt er vor sich hin, „wo habe ich diesen Artikel von dem Professor denn nur hin gepackt?"

Er hält inne, blättert dann durch mehrere seiner Tagebücher. Wenig später wird er fündig: Der Professor heißt de Vries und ist Lehrstuhlinhaber für Leadership Development. Er beschreibt das Opfersyndrom so, dass Menschen, die daran leiden, sich häufig über missliche Dinge beschweren, sich für Probleme nicht verantwortlich fühlen, da sie ja ohnehin keine Kontrolle über die Umstände hätten. Wer sich so fühle, denke häufig negativ, schäme, verachte sich und andere, sähe sich mit dem Rücken zur Wand stehen. Die Folge seien häufig Rückzug oder ab einem gewissen Punkt ungebremste Aggressivität aus der Abteilung Attacke.

„So ist es, schlauer Kopf" bestätigt Paul. Das ändert jedoch nichts daran, dass es in vielen bundesdeutschen Haushalten nur noch ein Thema gibt: Urlaub, Urlaub und noch einmal Urlaub. Aufgrund der Reisebeschränkungen titelt der SPIEGEL: „Sonne, Strand und leer." Der Deutschen beliebteste Urlaubsländer stünden vor verheerenden wirtschaftlichen Konsequenzen, wenn die Urlaubssaison tatsächlich ins Wasser fiele. Das sei unschwer an der Ziffer Anteil des Tourismus am Bruttosozialprodukt abzulesen: Österreich: 15,4 %; Spanien: 14,6 %; Italien: 13,2 %: Griechenland: 20,6 %.

Paul hat hierzu eine klare Meinung: „Irgendwie kann ich schon verstehen, dass manche sich als Opfer fühlen, aber Jammern hat noch nie geholfen. Vielleicht ist es uns in den letzten Jahren zu gut gegangen, und wir haben uns an zu Vieles als Selbstverständlichkeit gewöhnt." Die Faktenlage indes ist eindeutig: Beschlossen Mitte März vom Auswärtigen Amt gilt eine weltweite Reisewarnung, nun verlängert bis Mitte Juni. „Bis dahin sind die Grenzen dicht, und was dann kommt, steht in den Sternen. Oder im geheimen Masterplan von Mutti?", Paul scheint irritiert zu sein, „vielleicht hat die ja einen und rückt einfach nicht damit heraus." Er erinnert sich an Friedrich Dürrenmatt, der gesagt haben soll: „Je planmäßiger die Menschen vorgehen, desto wirksamer vermag sie der Zufall treffen."

Datum	Infizierte weltweit	Plus Infizierte zum Vortag	Tote weltweit	Plus Tote zum Vortag	Infizierte Deutschland	Plus Infizierte zum Vortag	Tote Deutschland	Plus Tote zum Vortag	Wochen-Tag
20.04.20	2.417.977	79.642	166.205	4.881	145.743	2.019	4.642	104	Exit 1
21.04.20	2.480.749	62.772	170.507	4.302	147.065	1.322	4.862	220	Di
22.04.20	2.567.327	86.578	177.521	7.014	148.453	1.388	5.086	224	Mi
23.04.20	2.630.778	63.451	183.489	5.968	150.648	2.195	5.315	229	Do
24.04.20	2.710.264	79.486	190.896	7.407	153.129	2.481	5.575	260	Fr
25.04.20	2.826.904	116.640	197.871	6.975	155.054	1.925	5.767	192	Sa
26.04.20	2.900.422	73.518	203.055	5.184	156.513	1.459	5.877	110	So
27.04.20	2.973.264	72.842	206.569	3.514	157.770	1.257	5.976	99	Mo
28.04.20	3.042.444	69.180	211.216	4.647	158.758	988	6.126	150	Di
29.04.20	3.117.880	75.436	217.212	5.996	159.912	1.154	6.314	188	Mi
30.04.20	3.196.664	78.784	227.723	10.511	161.539	1.627	6.467	153	Do
01.05.20	3.259.167	62.503	233.439	5.716	163.009	1.470	6.623	156	Fr
02.05.20	3.346.297	87.130	238.826	5.387	164.077	1.068	6.763	140	Sa
03.05.20	3.444.236	97.939	244.084	5.258	164.967	890	6.812	49	So
04.05.20	3.519.901	75.665	247.630	3.546	165.664	697	6.866	54	Mo
05.05.20	3.585.357	65.456	251.595	3.965	166.152	488	6.993	127	Di
06.05.20	3.670.000	84.643	256.000	4.405	167.000	848	7.100	107	Mi
07.05.20	3.753.219	83.219	263.861	7.861	168.162	1.162	7.275	175	Do
08.05.20	3.847.278	94.059	269.598	5.737	169.430	1.268	7.392	117	Fr
09.05.20	3.954.897	107.619	275.179	5.581	170.588	1.158	7.510	118	Sa
10.05.20	4.041.520	86.623	279.593	4.414	171.324	736	7.549	39	So

Selbst das an sich witzige Titelbild zu „Costa Corona" kann Paul kein Schmunzeln abringen. Die Lage in Europa und in großen Teilen der Welt hat bedrohliche Züge angenommen: Weltweit gibt es bis Ende dieser Woche mehr als vier Millionen Infizierte und fast zweihundertachtzigtausend Tote, Tendenz ungebrochen steigend. Bei uns sinken zwar die Zuwachsraten, aber, Paul ist sich sicher, das Schlimmste ist nicht aufgehoben, nein, nur aufgeschoben. Wann der Corona-Sturm jedoch über Deutschland hereinbrechen wird, übersteigt seinen Horizont.

Zum Wochenausklang macht sich Paul Gedanken über die Methodik seiner Datensammlung – vielleicht wäre es ausreichend, pro Woche nur die Daten von ein oder zwei Tagen zu sammeln, da nicht alle Gesundheitsämter am Wochenende Daten melden. Paul findet, dass er diese Idee weiterverfolgen sollte. Line würde sich auf jeden Fall darüber freuen.

Die Situation ist irgendwie merkwürdig: Während alle Epidemiologen fast täglich vor einer zweiten oder gar dritten Welle warnen, lechzt das Volk nach Lockerungen auf allen Ebenen. Und was tun die Politiker in ganz Europa: Sie hören auf das Volk, spannen je nach Wirtschaftskraft einen Rettungsschirm nach dem anderen auf, sagen sich gegenseitige Unterstützung bis hin zu gemeinsamen Schulden Europas zu, bedienen ihr Klientel mit wohlwollendem Verständnis für deren Drang nach der alten Freiheit. Warum? Paul hat dafür eine einfache Erklärung: „Locker kommt einfach besser rüber." Nicht so sicher ist er, ob das mit dem katholischen Glauben zusammenhängen könnte. „Obwohl, die Meister der seichten TV-Unterhaltung waren oder sind fast alles Katholiken, das ist schon auffällig." Paul ist mal wieder ins Grübeln gekommen.

In Ungarn und Polen laufen die Uhren anders. Dort wird massiv versucht, die Gunst der Stunde zu nutzen und rechtsstaatliche Prinzipien einzukassieren. Paul sucht Line auf: „Du, die Zeiten werden härter. Also um eines beneide ich Frau Merkel wirklich nicht". „Jetzt mach es doch nicht so spannend" ermahnt diese ihn. „In der zweiten Jahreshälfte hat Deutschland die EU-Ratsherrschaft und dann sehen wir ja, wie sie zusammen mit Herrn Macron die Hardliner aus Ungarn, Polen und auch Österreich mit den Sparsamen aus dem Norden Europas und den Armen aus dem Süden auf einen Nenner bringt. Eine echte Herkulesaufgabe." Line hat ihm zwar zugehört, doch spürt er, dass weder „Corona" noch „EU-Politik" mehr so richtig ihr Ding ist. Sie hat die Nase einfach nur gestrichen voll.

Eigentlich wollte Paul diese Woche zumindest die Aha-News „Corona ... Chance für unsere Kinder", provokante Sichtweisen des Psychotherapeuten und Bestsellerautors Michael Winterhoff, lesen.

Aber irgendwie ist er nicht dazu kommen. Selbst zum täglichen Sammeln seiner Daten muss er sich mehr und mehr zwingen. Kurzerhand entscheidet er: „Wenn dein Buchprojekt abgeschlossen ist, hörst du damit auf. Und zwar noch am selben Tag. Versprochen." Paul spürt sofort einen Motivationsschub hin zum so ungeliebten Redigieren. Genau das fehlte in den letzten Tagen: Ein konkretes Ziel vor Augen. „So bin ich eben gestrickt. So war es gestern", er lächelt vor sich hin, „so ist es heute, und so wird es in Zukunft sein."

Stem meldet sich bei Paul, der völlig überrascht ist: „He, alter Freund". Bevor er weiterreden kann fällt Stem ihm ins Wort: „Das, was ich dir jetzt sage, muss unter uns bleiben. Klar? Ich habe heute unter der Hand die Info bekommen, ganz heiß, und schnall dich an." Paul gehorcht, was sonst nicht seine Art ist, setzt sich kerzengerade auf einen Stuhl in der Küche, quasi in Hab-Acht-Haltung: „Ich bin bereit." „Hast du schon mal was von einer Angela Spelsberg gehört, der Ex des Vielreisenden Karl Lauterbach, dem allwissenden Gesundheitsguru der SPD? Wahrscheinlich nicht. Weißt du, warum die geschieden wurden? Natürlich nicht. Weißt du, dass die eine ziemlich konträre Einstellung zu den Corona-Ansichten ihres Ex-Gatten hat? Hammer, was? Die will bald an die Öffentlichkeit gehen mit ihrer Expertise. Du, die schießt voll gegen den. Übrigens, die ist gelernte Epidemiologin und Krebsmedizinerin. So, jetzt bist du dran." Paul sammelt sich kurz: „Stem, sei vorsichtig mit Exen. Die können verdammt nachtragend sein. Aber, unabhängig davon, ich mag den Lauterbach auch nicht wirklich, habe ihn satt mit all den Auftritten in Talkshows. Scheint voll das SPD-Virus in sich zu tragen." „Das was?" hört Paul und erklärt: „Na ja, das sind diejenigen, die wissen in jeder Lebenslage, was für andere gut ist. Das sind die Gutmenschen. Du verstehst?" Nach einer kurzen Pause verabschiedet sich Stem: „Die Arbeit ruft. Wir hören uns".

Kapitel 17

Wünsch dir was.

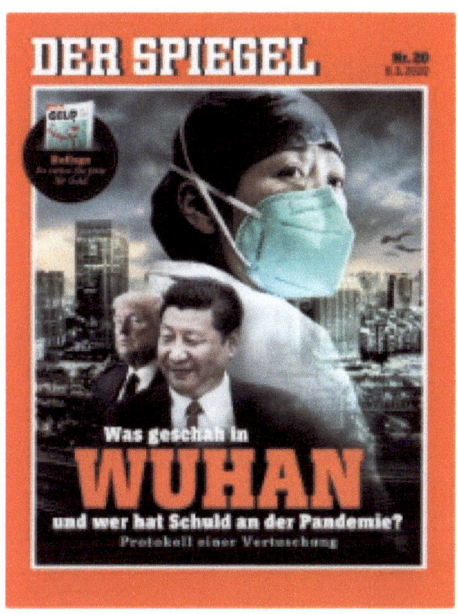

20 / 2020

Was geschah in WUHAN und wer hat Schuld an der Pandemie?

11.05. bis 17.05.

Diese Woche konfrontiert der SPIEGEL seine Leserschaft mit: „Was geschah in WUHAN und wer hat Schuld an der Pandemie?" Paul findet die beiden Fragen gut, doch der Untertitel irritiert ihn: Protokoll einer Vertuschung. „Vertuschung?" Er ist neugierig geworden, „jetzt bin ich mal gespannt, was da von China, WHO, Ischgl-Gate und Bergamo berichtet wird. Heiß, heiß, heiß."

Der Blick auf das Inhaltsverzeichnis setzt noch einen drauf: „Die Wut wächst – trotz Corona-Lockerungen. Immer mehr Bürger demonstrieren gegen die deutschen Corona-Maßnahmen. Rechte Politiker und Aktivisten nutzen die Chance zur Mobilisierung, und von Russland finanzierte Medien fachen die Stimmung mit Fake News an."

Als er Line darüber informiert, meint diese: „Stehen wir am Anfang eines neuen Krieges? Das nimmt ja schlimme Dimensionen an." Paul grinst: „Wenn es Krieg gibt, gehen wir in die Wüste. Erinnerst du dich an das Buch von Henno Martin? Stichwort Namibia." Line ist entsetzt: „Warum musst du mich so quälen? Unsere Reise letztes Jahr war so schön. Du bist ein richtiges Ekeltier." „Ein Was" will Paul wissen, „was habe ich denn nun wieder verbrochen? Du hast mich doch nach einem neuen Krieg gefragt." Line ist voll außer sich: „Wenn du unbedingt Krieg haben möchtest, den kannst du haben." Paul ist irritiert, überlegt nicht lange und dreht ab in Richtung Toilette.

Am nächsten Tag hellt sich seine Stimmung erst auf, als er eine E-Mail von Stem bekommt, der ihn bittet, einen neuen Beitrag zu redigieren. Die Headline gefällt Paul schon mal gut: „Nach der Panik nun „Wünsch Dir Was". Stem bezieht sich auf ein „Morning Briefing" von Gabor Steingart. Pauls erster Gedanke ist: „Und was wünsche ich mir nach der Krise?" „Sind die denn alle infiziert?" poltert er los, „die haben nicht mehr alle Tassen im Schrank!" Er lässt sich die einzelnen Wünsche auf der Zunge zergehen: Diskussionsorgien stellt sich R. Köppel, Verleger der Schweizer Weltwoche vor; einen schlankeren Staat will S. Röser, Vorsitzende der Jungen Unternehmer; bessere Filme erträumt sich Ch. Schwochow, Regisseur von „Deutschstunde"; überfällige Reformen beim Klimawandel will Th. Bode, Greenpeace-Chef; lebenswertere Städte vermisst N. Maak, Architekturexperte; eine Globalisierung mit Sicherheitsnetz stellt sich K.-H. Paque von der Friedrich Naumann Stiftung vor, während eine Abkehr von der Turbo-Globalisierung bei S. Flaßpöhler vom Philosophie Magazin auf dem Wunschzettel ganz oben steht.

Stem lässt es nicht dabei bewenden. Nein, er suhlt sich geradezu in seinem Thema, „und wenn ich mir dann noch überlege, dass die Linken noch viel mehr Schulden machen wollen, Eurobonds, die Grünen ein grünes Deutschland wollen, die CDU sich einen neuen Kanzlerkandidaten wünscht, die FDP wieder Freiheit mit mindestens so vielen Autoverkäufen und Flugreisen wie vor der Krise auf dem Wunschzettel hat, Herr Laschet sofort die Schengen Grenzen öffnen möchte und Herr Scholz sich über eine Reichensteuer freuen will. Eine kann sich bereits jetzt freuen: Frau Nahles, gescheitert als SPD-Bossin, bekommt von ihrem Olaf ein neues Pöstchen geschenkt: Präsidentin der Bundesanstalt für Post und Telekommunikation, eine Unterbehörde des Finanzministeriums. Wie sagte Herr Scholz im Vorjahr bei ihrem Abschied: „Das Land und die SPD haben Andrea Nahles viel zu verdanken." Ob Frau Nahles sich das alles gewünscht hat?"

An dieser Stelle stoppt Paul und erinnert sich an eine in Bayern gängige Zustandsbeschreibung: „Ja mei, bin i denn narrisch? Dös is d'r Wahnsinn." „Damit ist eigentlich alles gesagt", zieht er für sich Bilanz, „ein Haufen Irrer. Ob daran auch die Chinesen schuld sind? Ganz bestimmt nicht."

Paul schüttelt den Kopf. Er öffnet seine Corona-Datei und nickt: Ein kurzer Blick auf die aktuellen Zahlen genügt für sein Fazit, dass weltweit die Pandemie weiter Fahrt aufnimmt, während in Deutschland sich die Lage offensichtlich beruhigt hat. „Warum sammele ich eigentlich noch Tag für Tag diese Zahlen", will er zum wiederholten Mal wissen, „es gibt nichts zu beschönigen, Corona macht, was es will. Ich habe die Lust verloren. Und ein Fehler hat sich auch eingeschlichen." Er zögert kurz – und beschließt: „Basta, damit ist ab sofort Schluss."

Datum	Infizierte weltweit	Plus Infizierte zum Vortag	Tote weltweit	Plus Tote zum Vortag	Infizierte Deutschland	Plus Infizierte zum Vortag	Tote Deutschland	Plus Tote zum Vortag	Wochen-Tag
20.04.20	2.417.977	79.642	166.205	4.881	145.743	2.019	4.642	104	Exit 1
21.04.20	2.480.749	62.772	170.507	4.302	147.065	1.322	4.862	220	Di
22.04.20	2.567.327	86.578	177.521	7.014	148.453	1.388	5.086	224	Mi
23.04.20	2.630.778	63.451	183.489	5.968	150.648	2.195	5.315	229	Do
24.04.20	2.710.264	79.486	190.896	7.407	153.129	2.481	5.575	260	Fr
25.04.20	2.826.904	116.640	197.871	6.975	155.054	1.925	5.767	192	Sa
26.04.20	2.900.422	73.518	203.055	5.184	156.513	1.459	5.877	110	So
27.04.20	2.973.264	72.842	206.569	3.514	157.770	1.257	5.976	99	Mo
28.04.20	3.042.444	69.180	211.216	4.647	158.758	988	6.126	150	Di
29.04.20	3.117.880	75.436	217.212	5.996	159.912	1.154	6.314	188	Mi
30.04.20	3.196.664	78.784	227.723	10.511	161.539	1.627	6.467	153	Do
01.05.20	3.259.167	62.503	233.439	5.716	163.009	1.470	6.623	156	Fr
02.05.20	3.346.297	87.130	238.826	5.387	164.077	1.068	6.763	140	Sa
03.05.20	3.444.236	97.939	244.084	5.258	164.967	890	6.812	49	So
04.05.20	3.519.901	75.665	247.630	3.546	165.664	697	6.866	54	Mo
05.05.20	3.585.357	65.456	251.595	3.965	166.152	488	6.993	127	Di
06.05.20	3.670.000	84.643	256.000	4.405	167.000	848	7.100	107	Mi
07.05.20	3.753.219	83.219	263.861	7.861	168.162	1.162	7.275	175	Do
08.05.20	3.847.278	94.059	269.598	5.737	169.430	1.268	7.392	117	Fr
09.05.20	3.954.897	107.619	275.179	5.581	170.588	1.158	7.510	118	Sa
10.05.20	4.041.520	86.623	279.593	4.414	171.324	736	7.549	39	So
11.05.20	4.116.767	75.247	282.872	3.279	171.879	555	7.569	20	Mo
12.05.20	4.201.921	85.154	286.835	3.963	172.626	747	7.661	92	Di
13.05.20	4.262.799	60.878	291.981	5.146	173.171	545	7.738	77	Mi
14.05.20	4.360.607	97.808	297.371	5.390	174.098	927	7.861	123	DO
15.05.20	4.201.921	- 158.686	286.835	- 10.536	174.601	503	7.888	27	Fr
16.05.20	4.543.975	342.054	307.736	20.901	175.233	632	7.897	9	Sa
17.05.20	4.686.012	142.037	313.127	5.391	176.069	836	7.958	61	So

Ein weiterer Grund das Datensammeln zu beenden ist für Paul, dass er sich in den letzten Wochen tatsächlich sehr viel Arbeit damit gemacht hat. Er ist die Zahlenreihen mehrmals durchgegangen, immer mit einem für ihn eindeutigen Ergebnis. Es hätte völlig ausgereicht, die Zahl der neu infizierten beziehungsweise toten Menschen an einem einzigen Wochentag, zum Beispiel am Freitag einer jeden Woche zu dokumentieren, da am Wochenende verschiedene Gesundheitsämter ihre Zahlen nicht melden. Konkret hatte sich für einzelne Freitage folgendes Bild ergeben:

Datum	Neu Infizierte weltweit	Neue Tote weltweit	Neue Infizierte Deutschland	NeueTote Deutschland	Wochen-Tag
03. Apr	78.995	4.799	6.365	168	Fr
10. Apr	85.054	7.276	3.990	160	Fr
17. Apr	82.976	8.493	3.699	300	Fr
24. Apr	81.529	6.244	1.870	185	Fr
01. Mai	84.762	6.401	1.068	113	Fr
08. Mai	87.729	5.429	1.158	118	Fr
15. Mai	90.269	3.073	755	13	Fr

Als er Line davon berichtet ist diese erstaunt: „Was? Du willst nicht mehr? Dann wird dir aber was fehlen. Du bist doch zahlensüchtig. Hast du dir das auch gut überlegt?" „Willst du mich provozieren, oder was?", platzt aus ihm heraus, „dann erzähl ich dir eben nichts mehr." Paul ist sauer, dreht sich um und geht weg. Dabei glaubt er, mein Gott, ist der dünnhäutig geworden, gehört zu haben.

In seinem Arbeitszimmer erinnert sich Paul an einen merkwürdigen Artikel mit dem Titel „Nachträglich noch alles Gute zum Geburtstag" und beginnt in seinem Eingangskorb zu kramen. Kurz darauf macht er es sich in seiner Relaxliege bequem und staunt über den Text: „Nein, es ist kein Witz: Heute gedenken Gläubige tatsächlich der Heiligen Corona. Sie ist, auch kein Witz, die Schutzpatronin gegen Seuchen und wird bis heute am meisten in dem österreichischen Ort Corona verehrt."

Die Legende: Die junge Frau wurde an der Seite ihres Mannes als Christin verfolgt und getötet - möglicherweise im 1. Jahrhundert im heutigen Syrien. Im österreichischen Örtchen St. Corona am Schöpfl, wo man der Märtyrerin in einer barocken Wallfahrtskirche gedenkt, wird berichtet, dass ihre Verfolger befohlen hätten, „zwei Palmen gegenseitig niederzubeugen und Corona mit Seilen daran zu binden, je eine Hand und ein Fuß an jedem Baum, und dann die Bäume in die Höhe schnellen lassen. Als dies geschah, wurde ihr Leib zerrissen, ihre Seele aber ging ein in die ewigen Freuden". Paul muss lächeln, „es ist eine Legende, nicht mehr, aber auch nicht weniger." Amüsant findet er, dass „Corona" demzufolge ihre legendäre Reise von Österreich aus gestartet hat und 2020 dann wieder nach Ischgl zurückgekommen ist.

Die Reliquie: Kaiser Otto III. soll im Jahr 997 Überreste Coronas von Rom nach Aachen gebracht und im dortigen Münster beigesetzt haben. Die Grabplatte ist bis heute im Dom zu sehen. Anfang des 20. Jahrhunderts wurden die Gebeine bei Ausgrabungen aus der Gruft geholt und fortan in einem eigens geschaffenen Schrein aufbewahrt. Er soll nun bei einer Ausstellung über Aachener Goldschmiedekunst gezeigt werden. Je mehr Paul über „Corona" erfährt, nun als Reliquie, desto abenteuerlicher wird es. Und immer ist die katholische Kirche mit dabei, dieses Mal der Dom in Aachen, eine geschichtsträchtige Stadt, die allerdings auch für ihre Pappnasen, sprich Karnevalisten, bekannt ist.

Der Name: „Corona" ist das lateinische Wort für Krone oder Kranz. Ob die junge christliche Märtyrerin so hieß, oder ob sie erst nach ihrem Tod wegen eines strahlenförmigen Heiligenscheins so genannt wurde, verliert sich im Dunkel der Geschichte. Das Coronavirus Sars-CoV-2 hat seine Bezeichnung jedenfalls nicht von der Heiligen, sondern von Wissenschaftlern, die es unter dem Mikroskop untersucht haben: „Der Name ist auf das charakteristische, kranzförmige Aussehen von Corona-Viren zurückzuführen", heißt es beim Deutschen Zentrum für Infektionsforschung. „Endlich mal eine klare Aussage" freut sich Paul, „zumindest das scheint keine Legende zu sein."

Das Patronat: Laut ökumenischem Heiligenlexikon ist die Heilige Corona Patronin der Schatzgräber und Metzger. Und immer wieder sollen Pilger von ihr auch Schutz vor Viehseuchen und Hagel erbeten haben. An der Beschreibung der Heiligen als Schutzpatronin gegen Seuchen gibt es indes Zweifel. Birgitta Falk, Leiterin der Aachener Domschatzkammer, vermutet: „Die Sache mit der Seuche hängt wohl mit ihrer Verehrung in dem kleinen Ort St. Corona bei Kirchberg zusammen. Hier wurde um Standhaftigkeit im Glauben gebeten und um Hilfe gegen Unwetter, Missernte und Viehseuchen angerufen. Dies wurde später in einigen Heiligenlexika auf alle Verehrungsorte ausgeweitet." Je mehr Paul über „Corona" liest, desto lockerer wird seine Stimmung. „Schutzpatronin der Schatzgräber", er grinst breit über das ganze Gesicht, „wer profitiert am meisten von dieser Pandemie? Die Pharmaindustrie. Wenn die einen Impfstoff gefunden haben, dann rollt der Rubel. Wie nennt man noch mal so eine Goldgrube? Ach ja, Blockbuster. Wenn ich mir vorstelle, dass die ganze Welt danach giert. Unfassbar. Corona sei Dank." Dann wir Paul nachdenklich: „Schutzpatronin der Metzger? Wer wird geschlachtet? Nein, stopp" entscheidet er, „das geht jetzt wirklich zu weit, viel zu weit."

Das US-Faktencheckportal „Snopes" hat laut bild.de alle Corona-Behauptungen zu Legende, Reliquie und Patronat untersucht und sei zu dem Urteil gekommen: „Falsch." Paul grinst vor sich hin: „Danke für die Aufklärung über News oder Fake News?" Da er auf die Kürze nicht in Erfahrung bringen kann, wer dieses Faktencheckportal finanziert, lässt er die aus dieser Quelle stammenden Fakten unkommentiert im Raum stehen und widmet sich anderen News. Dr. Strunz ist in dieser Woche eifrig gewesen und hat Corona aus sehr unterschiedlichen Blickwinkeln beleuchtet: „Corona und das Immunsystem; Corona und Vitamin D; Corona und Übergewicht; Corona und Zink."

Besonders der Beitrag „Corona und Zink" hat sich in seinem Hirn festgesetzt: „Die typische Resignation, wir müssen einen Impfstoff abwarten, trotz all des Wissens um Immunsystem, um die Rolle der Vitamine zeigt mir, auf den Menschen kann man sich verlassen. Meist ist man dann auch verlassen." Paul war noch nie ein besonderer Freund von schwarzem Humor. Nein. Und bei dem Wort „verlassen" muss er spontan an all die bedauernswerten Menschen in Alten- und Pflegeheimen denken, die wirklich einsam sind.

„Verlassen von wem?" fragt er sich: „Von Corona? Von den Politikern? Von den Menschen? Was die sich wohl wünschen?"

Bei dieser Frage sieht Paul Karl Lauterbach vor seinem inneren Auge, den Ober-Mahner der Nation, einen an sich gebildeten Menschen, der süchtig zu sein scheint nach TV-Präsenz: „Warum sagt dem das keiner? Der ist nicht einmal gesundheitspolitischer Sprecher seiner Partei, der SPD. Nein, das ist eine Sabine Dittmar, ein Name, den ich erst noch googeln musste." Paul lächelt vor sich hin: „Jetzt kapier ich das. Der ist ein Opfer des Proporzdenkens seiner Parteiführung mit der Dauertwitterin Esken, vielleicht sogar traumatisiert, mein Gott, da muss einem der so jugendlich wirkende Professor echt leidtun. Kein Wunder, dass der täglich seine Prise Bestätigung vor und hinter der Kamera sucht. Jetzt kann ich das endlich verstehen." Als ihm dann noch in den Sinn kommt, was Lauterbach nach der Corona-Krise beschäftigen könnte, er denkt an Fridays for Future, hat er fast schon vergessen, was ihn zutiefst beschäftigte: Das Thema „Corona in Pflege- und Altenheimen".

Das ist für ihn ein besonderer Aufreger. Aus der Berichterstattung über das Pandemiegeschehen in Schweden konnte er mit halbwegs gesundem Menschenverstand ableiten, dass dort der unzureichende Schutz der pflegebedürftigen Personen und ihrer Betreuer die Ursache für die anfangs exorbitant hohen Todeszahlen war. Und was hat Deutschland daraus gelernt? „Nichts" befindet Paul, „man belächelt die falsche Strategie Schwedens und lobt sich selbst für das eigene Vorgehen mit Kontaktbeschränkungen, Lock-Down und so." Er ist sich sicher, dass diese Arroganz im Laufe der Pandemie noch bestraft wird, sollte in den nächsten Monaten nicht ein kräftiges Umdenken bezüglich einer effektiven Heim-Strategie stattfinden.

Gabor Steingart wird Wochen später konstatieren: „Im Bundeskabinett und unter den Ministerpräsidenten findet sich derzeit kein einziger, der zum Perspektivwechsel ermuntert. Wie in Trance raunt man sich gegenseitig den R-Faktor und die Inzidenzwerte zu. Der Selbstzweifel, der durchaus eine Quelle des Fortschritts sein kann, bleibt bei diesen Coronarunden im Hause Merkel ausgesperrt." Und er fügt gleich noch ein Zitat von Heinrich Heine dazu: „Das ist schön bei den Deutschen: Keiner ist so verrückt, dass er nicht einen noch Verrückteren fände, der ihn versteht."

Verstehen kann Paul den Rechtsmediziner Prof. Dr. Püschel, der Ungehorsam gezeigt hatte gegenüber dem von Frau Merkel so geschätzten RKI. Laut Ärzteblatt von Mitte Mai „Umgang mit Corona-Toten: Obduktionen sind keineswegs obsolet", erfuhr dieser eine späte Anerkennung für die von ihm und seinem Team geleistete Arbeit: „Mortui vivos docent! Das ist kein leerer Spruch." Paul strahlt vor sich hin: „Mal wieder ein Beweis dafür, dass ziviler Ungehorsam gut ist. Was ein Glück, dass wir in einer Gesellschaft leben in der Meinungsfreiheit nicht nur eine leere Phrase ist. Soll keiner behaupten, unsere Demokratie wäre am Ende. Das ist sie nicht. Und auch Corona mit ihrer gesamten Sippschaft wird das nicht ändern. Ganz im Gegenteil."

Es sollte nicht mehr lange dauern bis Paul die letzte Seite seines Buches „Das Salz in meiner Suppe" redigiert hat. Er jubiliert innerlich, wohl wissend, dass die letzten Monate nicht immer einfach waren: Lock-Down, Ängste um sich und Vertraute, Verlust von Freiheiten wie weltweites Reisen, Skifahren oder auch nur Auswärts-Futtern, Zusammengepfercht-Sein in den eigenen vier Wänden, tägliche Horror-News in den Medien, das Trumpeln manch Mächtiger dieser Welt, all das zehrte an den Nerven, auch an denen von Paul und Line. Ihre Beziehung ist direkt und indirekt durch das Virus mächtig strapaziert worden, hat gelitten. Aber sie hat gehalten.

Die von der Bundesregierung angekündigten Lockerungen versprechen etwas Licht am Horizont. Auch das Wetter hat sich eines Besseren besonnen: Die Sonne strahlt am Himmel. Paul nimmt Line an der Hand und sagt: „Komm, lass uns in den Rheingau fahren. Ich habe gehört, der Baron von Knyphausen hat seinen Park wieder geöffnet. Lass uns hinfahren, wir halten Abstand zu den anderen und probieren den neuen Jahrgang Grauburgunder. Den kennen wir noch nicht." Line strahlt ihn an: „Jetzt bist du endlich mal wieder der, in den ich mich einst verliebt habe. Das ist eine gute Idee. Aber nur mit Maske, versprochen?" Paul lächelt: „Jawohl, auch beim Trinken?!"

Wieder zuhause angekommen, Line bereitet sich auf die Tagesschau vor, spürt Paul plötzlich eine lange nicht mehr gefühlte Melancholie aufkommen: „Musste erst ein Virus kommen, damit wir begreifen, wie wichtig uns Familie, Freunde und Bekannte sind, und wir verstehen, dass Globalisierung und grenzenloses Reisen auch ihren Preis haben? Wenn ich mal ganz ehrlich bin, dank Corona ist mein Kontakt zu manchen Menschen herzlicher, tiefer geworden. Sozial Distancing als Treiber von Nähe? Klingt verrückt, aber so fühle ich es."

Pauls grüblerische Gedanken finden ein jähes Ende als Line mit der freudigen Nachricht hereinplatzt: „Und ab Montag darf auch wieder getanzt werden."

Schluss.

Aber noch lange nicht das Ende.

Quellenverzeichnis

ARD/ZDF Nachrichtensendungen von Mitte Januar bis Mitte Mai 2020

Ärzteblatt vom 15.05.20, 117(20): A-1058; B-892: „Umgang mit Corona-Toten: Obduktionen sind keineswegs obsolet"

Bernhardt Klaus, Panikattacken und andere Angststörungen loswerden, Ariston Verlag München, 2017

BILD.de vom 14.05.20, 11:34 Uhr

Christensen Julia F. und Chang Dong-Seon, Tanzen ist die beste Medizin, Verlag Rowohlt Polaris, 2018.

DER SPIEGEL, „Schwelbrand im Gehirn" vom 22.06.2019.

DER SPIEGEL Nr. 4 vom 18. Januar 2020 bis Nr. 20 vom 09. Mai 2020

Elsberg Marc, Blackout – Morgen ist es zu spät, 2012

Informationen der Bundesregierung zu Corona - Stand 22.03.2020, Pressemitteilung 104, Sonntag, 22. März 2020, Presse- und Informationsamt der Bundesregierung (BPA)

Keller Franz, Vom Einfachen das Beste, Spiegel-Bestseller, 2018

Kets de Vries MFR. Are you a victim of the victim syndrome? Organizational Dynamics, 2014, 43.

Krug Robert, Zucker, Blut & Brötchen", Neuauflage Juli 2019, ISBN: 978 1077202849

Leippold Werner, Leben läuft weiter, BoD, Norderstedt 2019

Martin Henno, Wenn es Krieg gibt, gehen wir in die Wüste, two books 2002, 8. Auflage 2013

Meyer-Burckhardt Hubertus, Die ganze Scheisse mit der Zeit", 3. Auflage 2019

Paulson Stem, in „NUGGETS.ONE " vom 11.02. bis 11.05.20

PLoS ONE http://dx.plos.org/10.1371/journal.pone.0004592

Scharrenberg Phillip, Kann denn Liebe Syntax sein? Berlin, September 2019

Spinney Laura, 1918 Die Welt im Fieber, Hanser Verlag, 2020, 4. Auflage

Steingarts MorningBriefing vom 21.01.20 bis 30.06.20

Strunz Ulrich, Dr., NEWS vom 21.01.20 bis 17.05.20

Strunz Ulrich G., Arsch hoch beginnt im Kopf, Ariston Verlag München, 2019

SWISS POLICY RESEARCH – Facts about Covid-19

Von Schirach Ferdinand, Tabu, Piper-Verlag, 4/2015

Weitere Veröffentlichungen des Autors:

Leben läuft weiter – bist Du bereit für mehr?, BoD-Verlag, 2019, ISBN: 9 783 732 289 547

Träume leben – Spirit of B.C., BoD-Verlag, 2018, ISBN: 9 783 748 199 182

Stimmen aus Südafrika, BoD-Verlag, 2018, ISBN: 9 783 748 149 170

Die Uhr tickt – wenn nicht jetzt wann dann? BoD-Verlag 2017, ISBN: 9 783 743 194 168

Der Verrückte, der wieder laufen lernte – burn-in, burnout, burn-on, burn-for, BoD-Verlag, 2016, ISBN: 9 783 734 730 849

Das Germanische Quartett, 2014, ISBN: 9 783 956 300 950

Das Leben ist (k)ein Wunschkonzert, Teil 3, Paul, der geerdete Elch, 2013 ISBN: 9 783 862 799 619

Das Leben ist (k)ein Wunschkonzert, Teil 2, Paul, der gestrandete Elch, 2013 ISBN: 9 783 862 797 592

Das Leben ist (k)ein Wunschkonzert, Teil 1, Paul, der gehörnte Elch, 2012 ISBN: 9 783 862 796 762